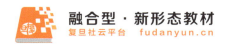

老年人生活能力康复训练

主　编　罗清平　田　莉　冉安林
副主编　王丽云　王　程　潘旭初

复旦大学出版社

本书编委（按拼音顺序排列）

曹玛丽（长沙民政职业技术学院）
呙安林（长沙民政职业技术学院）
李红武（北京青年政治学院）
李佳辉（益阳医学高等专科学校）
李美琳（湘潭医卫职业技术学院）
李　哲（红河卫生职业学院）
刘杨武（湖南环境生物职业技术学院）
刘子晓（北京慧睿国际技术发展有限公司）
卢　伟（北京慧睿国际技术发展有限公司）
罗清平（长沙民政职业技术学院）
马德林（保利嘉善银福苑颐养中心）
莫颖莉（益阳医学高等专科学校）
潘国庆（长沙民政职业技术学院）
潘旭初（浙江省中医院）
裘　云（江苏经贸职业技术学院）
唐圣鑫（长沙民政职业技术学院）
田　莉（长沙民政职业技术学院）
田　晔（山东药品食品职业学院）
王　程（上海暖心窝养老服务有限公司）
王　娟（承德应用技术职业学院）
王丽云（岳阳职业技术学院）
翁　盛（长沙职业技术学院）
吴新建（保险职业学院）
曾湘玲（长沙民政职业技术学院）
左陈艺（安徽城市管理职业学院）

健康养老专业系列教材编委会

学术顾问 吴玉韶（复旦大学）
编委会主任 李　斌（长沙民政职业技术学院）

编　　委

唐四元（中南大学湘雅护理学院）
张永彬（复旦大学出版社）
黄岩松（长沙民政职业技术学院）
范　军（上海开放大学）
田奇恒（重庆城市管理职业学院）
杨爱萍（江苏经贸职业技术学院）
朱晓卓（宁波卫生职业技术学院）
罗清平（长沙民政职业技术学院）
王　婷（北京劳动保障职业学院）
高　华（广州卫生职业技术学院）
张国芝（北京青年政治学院）
陶　娟（安徽城市管理职业学院）
李海芸（徐州幼儿师范高等专科学校）
王　芳（咸宁职业技术学院）
罗　欣（湖北幼儿师范高等专科学校）
刘书莲（洛阳职业技术学院）
张伟伟（聊城职业技术学院）
朱建宝（复旦大学出版社）

石晓燕（江苏省社会福利协会）
郭明磊（泰康医疗管理有限公司）
邱美玲（上海九如城企业（集团）有限公司）
丁　勇（上海爱照护医疗科技有限公司）
关延斌（杭州暖心窝科技发展有限公司）
刘长松（上海福爱驿站养老服务集团有限公司）
李传福（上海瑞福养老服务中心）
谭美花（湖南康乃馨养老产业投资置业有限公司）
马德林（保利嘉善银福苑颐养中心）
曾理想（湖南普亲养老机构运营管理有限公司）

编委会秘书 张彦珺（复旦大学出版社）

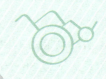

前言

Preface

随着我国老龄化程度不断加深,失能失智老年人日益增多,保守估计在4600万。如何满足不断增长的失能失智老年人群体康复服务的需求,进一步提高他们的自理能力和生活质量,将是极大的挑战。关注老年人,尤其是失能失智老年人,满足他们的健康需求,为老年人提供康复服务,是每一位养老服务工作者的责任与义务。

根据《关于加强养老服务人才队伍建设的意见》"以习近平新时代中国特色社会主义思想为指导,深入学习贯彻党的二十大精神,立足新发展阶段,完整、准确、全面贯彻新发展理念,服务加快构建新发展格局,着眼于满足老年人多样化、多层次、高品质养老服务需求,以发展养老服务技能人才为重点,全方位吸引、培养、用好、留住人才,打造一支规模适度、结构合理、德技兼备的养老服务人才队伍,为新时代新征程养老服务高质量发展提供有力人才支撑"的精神,长沙民政职业技术学院联合14家养老企业、职业院校开发了这本融思政教育元素、创新创业教育元素、产业对人才的最新需求元素,适合康养类相关专业教学与行业培训使用的《老年人生活能力康复训练》。本教材的编写特色主要体现在以下几个方面:

1. 遵循国家专业教学标准

本教材第一主编和第二主编分别参与了智慧健康养老服务与管理和社区康复两个专业简介及教学标准的研制,对国家专业教学标准有深度把握。本教材编写依据国家专业教学标准新要求,突出老年人生活能力康复训练新技术、新知识,培养学生对老年人生活能力康复训练的协助与指导能力。

2. "岗课赛证"融通

本教材根据一线老年照护岗位的实际工作场景设置情境任务,分条列举老年人生活能力康复训练的基础知识,表格呈现标准化操作流程,满足职业院校课程教学需求,以及全国职业院校职业技能大赛(健康养老照护、老年护理与保健等赛项)、全国民政行业职业技能大赛(养老护理员职业竞赛项目)备赛,职业技能(等级)证书(养老护理员职业技能等级证书,1+X老年照护职业技能等级证书)备考的要求。坚持以岗定教材、以证定教材、以证验教材、以赛导教材、以赛提技,实现岗位实践、技能大赛、资格认证的相互融通,以提高学生就业竞争力,为智慧健康养老产业培养高素质的技术技能人才。

3. 校企合作、产教融合

本教材的编写得到全国智慧健康养老产教融合共同体的大力支持,由职业院校的专业骨干教师及企业行业能手共同打造,编写成员连续两年深入行业企业调研,校企专家共同研讨操作流程与规范操作标准,从上海暖心窝养老服务有限公司、保利嘉善银福苑颐养中心等养老机构(企业)工作实际中遴选情境案例,通过引入真实案例与情境,将课程思政、理论知识与技能操作相融合。

4. 任务驱动,资源丰富

教材设计依据职业教育教材编写要求,采用模块化任务型模式编写。全书分为"基本认知""基于老年人生活活动能力的康复训练""基于老年人生活环境的康复训练"三个模块,"模块导图"提纲挈领,构建知识体系。下设36个任务,每个任务主要分为任务情境、学习目标、任务书、获取资讯、知识链接、任务实施、课后拓展七个板块,用情境激发学生学习兴趣,用任务驱动学生主动学习。

配套丰富数字资源,覆盖教学准备、教学实施、教学评价完整闭环,助力一线学与教。扫描书中二维码即可在线填写、提交"任务分组表""学习准备单""评价反馈表",观看详细操作示范视频,阅读、讨论情境案例。此外,登录"复旦社云平台"(www.fudanyun.cn),搜索"老年人生活能力康复训练",还可获取配套课件等资源。

本教材编写分工如下:罗清平、田莉负责模块一的编写;曹玛丽、李哲、田晔、王娟、左陈艺负责模块二项目一的编写,刘杨武、曾湘玲负责项目二的编写,潘旭初、李红武、潘国庆负责项目三的编写,王丽云、裘云负责项目四的编写;李美琳、吴新建负责模块三项目一的编写,吕安林、莫颖莉、唐圣鑫负责项目二的编写,李佳辉负责项目三的编写;王程、马德林两位养老企业骨干完成课后拓展案例的收集、整理;北京慧睿国际技术发展有限公司完成教材配套视频的拍摄。

本教材在编写过程中,参考了大量的国内外老年照护、老年康复方面的研究资料,在此对养老服务研究的先行者表示真诚的感谢;感谢长沙民政职业技术学院智慧健康养老服务与管理专业的学生在视频拍摄方面给予的支持;同时,还要特别感谢无锡光大金夕延年养老运营管理有限公司、保利嘉善银福苑颐养中心等在场地、人员方面的支持。由于时间紧促,加上我们的水平有限,书中难免存在错误或不足之处,恳请广大读者提出宝贵意见,以便我们修订时完善。

编　者
2024年5月

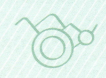

目录

Contents

模块一　基本认知 ·· 001

 项目一　认识老年人与人口老龄化 ·· 003
  任务1　认识老年人 ··· 003
  任务2　认识人口老龄化与健康 ··· 006

 项目二　认识生活能力康复训练 ··· 010
  任务1　生活能力康复训练的含义 ··· 010
  任务2　生活能力康复训练与作业治疗 ·· 013

模块二　基于老年人生活活动能力的康复训练 ····································· 019

 项目一　老年人运动能力康复训练 ··· 021
  任务1　良肢位的摆放 ··· 021
  任务2　床上翻身训练 ··· 025
  任务3　桥式运动训练 ··· 028
  任务4　关节活动训练 ··· 031
  任务5　自主从仰卧位逐渐到床边坐起训练 ···································· 036
  任务6　平衡功能训练 ··· 039
  任务7　床椅转移训练 ··· 043
  任务8　手杖步行训练 ··· 047
  任务9　助行架行走训练 ··· 051

 项目二　老年人自理能力康复训练 ··· 056
  任务1　穿脱衣物训练 ··· 056
  任务2　进食用餐训练 ··· 061
  任务3　大小便控制训练 ··· 065

 项目三　老年人交流能力康复训练 ··· 071
  任务1　书写训练 ··· 071
  任务2　智能沟通工具使用训练 ··· 074
  任务3　肢体语言交流训练 ··· 077

　　　　任务4　言语康复训练 ………………………………………………………………… 080
　项目四　老年人社区活动能力康复训练 ……………………………………………………… 084
　　　　任务1　手杖上下楼梯训练 ……………………………………………………………… 084
　　　　任务2　轮椅上下坡训练 ………………………………………………………………… 087
　　　　任务3　购物训练 ………………………………………………………………………… 089

模块三　基于老年人生活环境的康复训练 …………………………………………………… 093

　项目一　老年人生活类辅助器具的选配与使用 ……………………………………………… 095
　　　　任务1　更衣辅助器具的选配与使用 …………………………………………………… 095
　　　　任务2　进食辅助器具的选配与使用 …………………………………………………… 100
　　　　任务3　洗浴辅助器具的选配与使用 …………………………………………………… 104
　　　　任务4　如厕辅助器具的选配与使用 …………………………………………………… 108
　项目二　老年人助行器具的选配与使用 ……………………………………………………… 114
　　　　任务1　轮椅的选配与使用 ……………………………………………………………… 114
　　　　任务2　手杖的选配与使用 ……………………………………………………………… 119
　　　　任务3　助行架的选配与使用 …………………………………………………………… 123
　　　　任务4　弹力袜的选配与使用 …………………………………………………………… 127
　　　　任务5　踝足矫形器的选配与使用 ……………………………………………………… 130
　项目三　老年人生活环境改造设计 …………………………………………………………… 136
　　　　任务1　客厅生活环境改造设计 ………………………………………………………… 136
　　　　任务2　卧室生活环境改造设计 ………………………………………………………… 141
　　　　任务3　厨房、餐厅生活环境改造设计 ………………………………………………… 146
　　　　任务4　卫生间生活环境改造设计 ……………………………………………………… 152

主要参考文献 …………………………………………………………………………………… 158

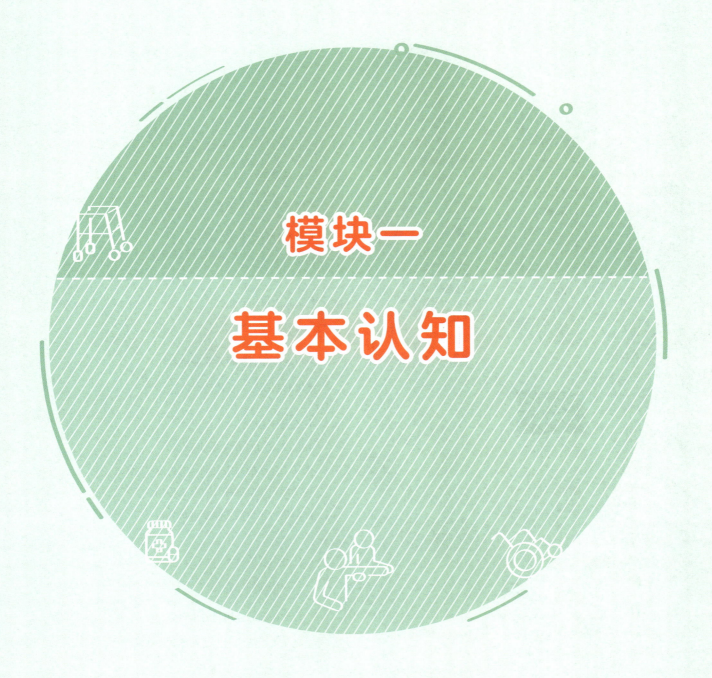

模块一

基本认知

模块导图

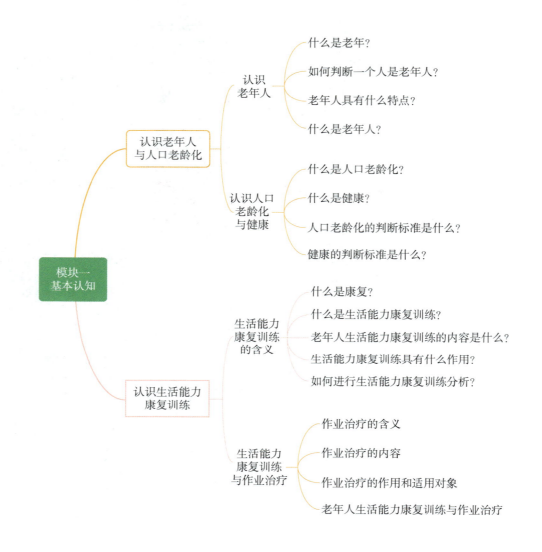

项目一

认识老年人与人口老龄化

任务 1 认识老年人

任务情境

国家统计局于 2024 年 2 月发布了《中华人民共和国 2023 年国民经济和社会发展统计公报》。公报中显示：2023 年年末，全国人口 140 967 万人，60 周岁及以上人口为 29 697 万人，占比 21.1%，其中 65 周岁及以上人口为 21 676 万人，占比 15.4%。公报中提到的 60 周岁及以上人口就是我们通常所说的老年人。那么，什么样的人才算是老年人呢？如何进行界定呢？老年人又有什么特点呢？

学习目标

1. 能说出老年人的界定标准、老年人的特点。
2. 能认识到老年是人生的必经阶段。
3. 能树立正确的老龄观并能向周边的老人进行宣传。

任务书

1. 说出四种老年人的界定方法。
2. 说出老年人的特点。

获取资讯

1. 如何判断一个人是老年人？
2. 从生理、心理、社会三个方面分析老年人具有什么样的特点。

小提示：可使用共情思维方式、参加高龄体验活动，完成问题 2。

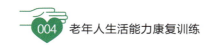

一、核心概念

1. 老年

所谓的老年,一般是指生物的生命周期的最后一个阶段,即中年到死亡的这一段时间。

2. 老年人

所谓的老年人,是指进入老年期的人。不同的文化背景对于老年人有着不同的定义。由于生命周期是一个渐变的过程,壮年到老年的分界线往往是很模糊的。有的人认为做了祖父祖母就是进入了老年,有的人认为退休是进入老年的一个标志。世界卫生组织(WHO)以及西方一些发达国家对老年人的定义为65周岁以上的人群。《中华人民共和国老年人权益保障法》第二条规定,"本法所称老年人是指60周岁以上的公民",即在中国,老年人就是日历年龄达到或超过60岁的人。

二、基本知识

1. 老年人的界定

(1) 根据年代年龄进行界定

所谓年代年龄,也就是出生年龄、日历年龄,是指个体离开母体后按照年月计算而确定的年龄。西方国家把45~64岁称为初老期,65~89岁称为老年期,90岁以上称为老寿期。发展中国家通常规定男子55岁、女子50岁为老年期限。根据我国的实际情况,规定45~59岁为初老期,60~79岁为老年期,80岁以上为长寿期。

我国历来称60岁为"花甲",并规定这一年龄为男性职工的退休年龄。我国地处亚太地区,这一地区规定60岁以上的人为老年人,因此,我国现阶段以60岁以上为划分老年人的通用标准。我国通常按日历年龄将老年人分为低龄老年人(60~69岁)、中龄老年人(70~79岁)、高龄老年人(80岁及以上)。

由于全世界人均寿命呈普遍增高趋势,世界卫生组织对老年人的划分提出新的标准,将44岁以下的人群称为青年人,45~59岁的人群称为中年人,60~74岁的人群称为年轻的老年人,75岁以上的才称为老年人,其中90岁以上的人群称为长寿老人。

(2) 根据生理年龄进行界定

所谓生理年龄,就是指以个体细胞、组织、器官、系统的生理状态、生理功能以及反映这些状态和功能的生理指标确定的个体年龄。可分为四个时期:出生至19岁为生长发育期,20~39岁为成熟期,40~59岁为衰老前期,60岁以上为衰老期。所以,生理年龄60岁以上的人被认为是老年人。但生理年龄和年代年龄的含义是不同的,往往也是不同步的。生理年龄的测定主要采用血压、呼吸量、视觉、血液、握力、皮肤弹性等多项生理指标。

(3) 根据心理年龄进行界定

所谓心理年龄,是根据个体心理学活动的程度来确定的个体年龄。心理年龄以意识和个性为主要测量内容。心理年龄分为三个时期:出生至19岁为未成熟期,20~59岁为成熟期,60岁以上为衰老期。心理年龄60岁以上的人被认为是老年人。心理年龄和年代年龄的含义是不一样的,也是不同步的。如年代年龄60岁的人,他的心理年龄可能只有四五十岁。

(4) 根据社会年龄进行界定

所谓社会年龄,是根据一个人在与其他人交往中的角色作用来确定的个体年龄。也就是说一个人的社会地位越高,起的作用越大,其社会年龄就越成熟。

综上，年代年龄受之父母，不可改变，但生理年龄、心理年龄和社会年龄可以通过身心锻炼、个人努力加以改变，延缓衰老，弥补其不足。对于大多数人来说，年代年龄、生理年龄、心理年龄和社会年龄的发展基本同步，但受到个体内在因素、外界环境因素等的综合影响，年代年龄往往并不能完全代表一个人的生理年龄、心理年龄和社会年龄。一般来说，生理年龄会随着年代年龄的递增而增长，即人体的结构和功能会随着年龄的增长而逐渐衰退和老化；心理年龄与年代年龄、生理年龄并不完全同步，比如我们常说的"未老先衰""老气横秋""人老心不老"就是典型的代表；社会年龄常与年代年龄息息相关，与生理年龄、心理年龄密不可分。

2. 老年人的特点

老年人的典型特点就是一个词——"衰老"，人的衰老不仅仅体现在生理病理方面，也体现在心理和社会方面，具体表现如下：

（1）老年人的生理病理特点

① 皮肤及其附属结构：随着年龄增长，老年人外表看起来最显著的变化就是皮肤开始松弛及出现皱纹，逐渐失去光泽及弹性，出现老年斑；容易因长期卧床出现压疮；温度觉、痛觉等感觉减退；毛细血管扩张及小静脉曲张；头发逐渐变白、变得稀疏；指（趾）甲变脆、变薄，失去光泽；等等。同时，出现老年人特有的皮肤病，我国老年人最常见的皮肤病如老年性皮肤瘙痒、湿疹、神经性皮炎等。

② 运动系统：随着年龄增长，肌细胞水分逐渐减少，肌纤维弹性、兴奋性、传导性等降低，肌肉收缩持续时间、幅度、频率等下降；肌细胞逐渐减少，肌肉变得松弛无力，肌腱韧带萎缩僵硬。骨骼变脆、钙化、骨质增生；脊柱变形，身高变矮；等等。因此，老年人常会出现骨质疏松症、骨折、颈椎病、腰椎病、骨关节病等。

③ 循环系统：随着年龄增长，该系统会出现相对复杂的变化——心肌肥厚、传导系统发生改变；心脏负荷增加；血管弹性减弱、管腔变窄、动脉粥样硬化，等等。因此，老年人常见高血压病、冠心病、脑血管意外等。

④ 消化系统：随着年龄增长，老年人牙齿开始松动脱落，牙龈逐渐萎缩；胃黏膜萎缩，胃液分泌减少，肝胆胰腺功能下降；消化系统平滑肌运动能力下降；肛门括约肌松弛；等等。因此，老年人常见反流性食管炎、消化性溃疡、慢性胃炎、便秘等。

⑤ 呼吸系统：随着年龄增长，该系统的老化比较明显。鼻咽部黏膜退行性萎缩，喉及气管相关软骨钙化，气管、支气管黏膜退行性改变；上呼吸道防御功能降低；肺泡减少，肺动脉粥样硬化，呼吸运动明显减弱；等等。因此，老年人常见慢性支气管炎、肺气肿、慢性肺源性心脏病、肺炎、慢性阻塞性肺疾病等。

⑥ 泌尿生殖系统：随着年龄增长，人体肾脏重量减轻，肾小球数量减少，肾功能减退；女性卵巢萎缩等。因此，老人常见水电解质紊乱、原发性肾小球疾病、泌尿系统感染等。

⑦ 神经系统：随着年龄增长，脑细胞数量明显减少，脑体积缩小及重量减轻，神经细胞退行性改变，脑动脉逐渐硬化，外周神经传导减慢等。因此，老年人常见脑血管病、帕金森综合征、认知功能障碍等。

⑧ 内分泌系统：随着年龄增长，各种内分泌腺的重量会有不同程度的减轻以及退行性变化、功能下降，从而容易导致糖尿病等内分泌系统疾病。

⑨ 感觉器官：随着年龄增长，人的视觉、听觉、味觉等感觉器官发生退行性变化。因此，老年人易发生耳聋、白内障、青光眼等。

（2）老年人的心理特点

① 老年人感知觉变化。老年期的心理变化常常是从感知觉的变化开始的，表现为视力、听力、味觉、

嗅觉等感知觉的退行性变化，对外界的刺激反应敏感性下降，感知时间延长等。老年人眼睛晶状体弹性降低，调节力下降；对光的感受性、对颜色的辨别力下降；听力下降；味觉、嗅觉、肤觉、平衡觉等也发生改变；等等。因此，老年人会因为这些感知觉的改变，产生不良的情绪反应、严重的社会疏离感，甚至抑郁和其他情感障碍等。

② 老年人记忆变化。老年人记忆变化总体表现为记忆随着年龄的增加而减退，但每个人记忆衰退的速度和程度并不一样，存在明显的个体差异。

③ 老年人智力变化。智力与年龄的关系复杂，随着年龄的增长，智力一方面会有所衰退，另一方面又表现为并非全部衰退。比如：后天获得的晶体智力，即在实践中以习得的经验为基础的认知能力，如技能、语言文字能力、判断力、联想力等，不但不会减退，反而有所增长；液体智力，又称为流体智力，是一种以生理为基础的认知能力，如知觉、记忆、运算速度、推理能力等，它主要与大脑、神经系统、感觉、运动等器官的生理结构和功能有关，它在成年早期达到峰值后随年龄增长逐渐下降。

④ 老年人情绪变化。身体机能的减退，多慢性疾病、多功能障碍的困扰，加上社会角色的变化、社会交往的减少、家庭环境的变化，使老年人消极悲观的负面情绪，如失落感、孤独感、抑郁、焦虑、恐惧等逐渐占上风，但老年人对于自己的情绪表现和情感流露倾向于克制。

⑤ 老年人性格变化。人到老年，性格往往也会发生一些变化，如行为方式和对待周围环境的态度表现为由主动转向被动、由朝向外部世界转变为朝向内部世界等。

（3）老年人的社会特点

随个体社会职能变化，老年人社会角色与地位也相应变化，主要表现为：

① 从职业角色转入闲暇角色。比如：城市中绝大部分老年人在退休后即与原工作单位脱离关系而进入闲暇角色；农村老人由于经济条件和劳动习惯的限制，处于职业角色和闲暇角色双层角色中，但最终仍要进入完全的闲暇角色。

② 从主体角色演变为依赖角色。老年人在退休前是家庭的主体角色，退休后逐渐从主体角色演变为依赖角色。年龄越大，对儿女的依赖程度越高。

③ 从配偶角色变为单身角色。人到老年期，失去配偶的可能性日益增大。一旦丧失配偶，另一半即进入单身角色。

课后拓展

进入老年后，人的身体机能会出现一系列变化，比如腰酸背痛、脊柱弯曲、视力下降、失聪……请进入相关实训室，穿高龄体验服体验进入老年后的状态。

任务：撰写一篇体验感想。

任务2　认识人口老龄化与健康

任务情境

根据人口老龄化的判断标准，从下图可以看出，我国于2000年迈入人口老龄化国家的行列，并且老龄化程度呈现快速加深的趋势。

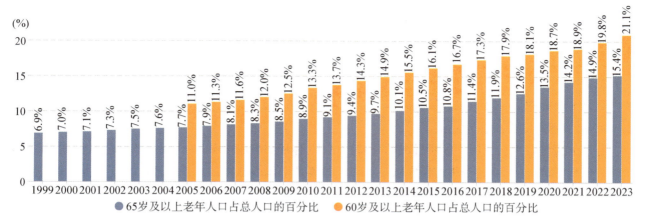

图 1-1-2-1 1999—2023 年我国老龄人口占比情况

学习目标

1. 能说出人口老龄化的定义、理念以及判断标准，我国人口老龄化呈现的特点，健康的定义及标准。
2. 能认识到人口老龄化是经济社会发展的必然趋势。
3. 能树立正确的老龄观并能向周边人群进行养老国情教育。

任务书

1. 说出什么是人口老龄化。
2. 说出人口老龄化的判断标准，并能根据标准及人口数据判断一个国家或地区是否进入人口老龄化。
3. 说出健康的定义与判断标准。

获取资讯

1. 如何判断一个国家或地区进入了人口老龄化社会？我国目前人口老龄化现状怎样？
2. 为应对人口老龄化，目前有哪些公认的理念？
3. 具备什么特征的老年人可以认为是健康的？

小提示：上述引导问题，可使用 AI（人工智能）、百度等搜索引擎查询，或回顾"老龄事业与养老产业""智慧健康养老产业认知"课程相关内容，整理好答案。

知识链接

一、核心概念

1. 人口老龄化

所谓的人口老龄化，是指人口生育率降低、人均寿命延长导致某一国家或地区总人口中老年人口比例不断增长的动态过程。

2. 健康

健康不仅仅是单纯的没有疾病和虚弱状态,而且是身体上、心理上、道德上和社会适应上的完好状态或完全安宁。

躯体健康即我们平时所说的"健康",是指维持人体生命活动的细胞、组织、器官、系统的结构完整、协调一致,并能维持正常的生理功能。

心理健康是指生活经历积累所形成的独特的认识、体验、情感、意识等心理活动和行为特征,能与客观环境保持协调一致,并处于相对稳定状态。心理健康是个体内部协调与外部适应相统一的良好的稳定状态。老年人的心理健康水平会受到身体老化与功能衰退、退休与职业功能的丧失、家庭内部关系以及经济水平的变化、闲暇和社交活动等多因素的影响。

道德健康是指人能够不通过损害他人的利益来满足自己的需要,具有辨别真伪、善恶、美丑、荣辱等是非观念的能力,并能按社会行为的规范准则来约束、支配自己的思想行为。道德是人类所应当遵循的所有自然、社会、家庭、人生的规律的统称,违反了这些规律,人们的身心健康就会受到伤害。

社会适应健康是指人能够拥有广博的科技文化知识与工作才能,从而适应社会生活中各种职业角色的转换和复杂的人际关系,能奉献社会并取得一定成效。

3. 健康老龄化

健康老龄化是20世纪80年代后期,顺应世界人口老龄化的发展而产生的一个新概念。主要包括三项内容:第一是老年人个体健康——老年人生理和心理健康,具有良好的社会适应能力;第二是老年人口群体的整体健康——健康预期寿命延长,并且与社会整体相协调;第三是人文环境健康——人口老龄化社会的社会氛围良好,发展持续、有序、规律。总之,健康老龄化一方面是指老年人个体和群体的健康,另一方面是指老年人生活在一个良好的社会环境中。

4. 积极老龄化

"积极老龄化"这个词是世界卫生组织提出来的。它既包含了健康老龄化的意思,又表达了比健康老龄化更加广泛的含义。按照世界卫生组织的界定,积极老龄化是指老年时期为了提高生活质量,使健康、参与和保障的机会尽可能获得最佳的过程。

5. 成功老龄化

1961年,哈维格斯特首次提出成功老龄化的概念,他将其定义为个人能够接受生活的改变,并且尽可能地保持中年时期的活动和态度,对生活感到满足,整个社会不同群体之间保持平衡。还有一些学者认为只要保持良好的认知功能和活动能力即可认为是成功老龄化。随着研究的不断深入,成功老龄化的领域进一步拓宽,其概念也因此变得更加复杂。尽管目前成功老龄化的定义和标准没有统一的界定,但国内外研究者对其理解都有一定的共性。总而言之,成功老龄化是身心健康、日常生活独立、社会融合、家庭支持和经济独立之间多维互动的结果。

二、基本知识

1. 人口老龄化的判断标准

国际上通用标准是,当一个国家或地区60岁及以上人口占到总人口的10%,或65岁及以上人口占到总人口的7%,即意味着这个国家或地区进入人口老龄化。

2. 健康的判断标准

(1) 我国健康老年人的标准

中华医学会老年医学专业分会颁布了健康老年人的标准,如图1-1-2-2所示。

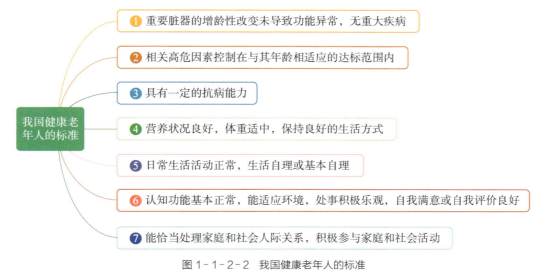

图1-1-2-2 我国健康老年人的标准

(2) 世界卫生组织健康标准

世界卫生组织倡导健康的四大基石,即合理膳食、适量运动、戒烟限酒、心理平衡。基于此,世界卫生组织提出了人体健康的10条标准,如图1-1-2-3所示。

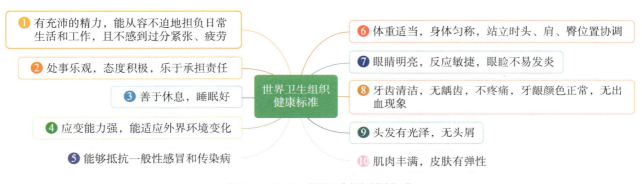

图1-1-2-3 世界卫生组织健康标准

课后拓展

民政部:加强养老服务人才队伍建设,积极应对人口老龄化

2024年1月30日,民政部举行了第一季度例行新闻发布会,会上对《关于加强养老服务人才队伍建设的意见》作了解读。(情境案例详情请扫二维码)

任务:作为21世纪的"青春养老人",你们将如何在响应国家"积极应对人口老龄化"战略的过程中作出自己的贡献?

项目二

认识生活能力康复训练

任务1　生活能力康复训练的含义

任务情境

吕奶奶，72岁，高血压病史20余年，口服降压药物，血压控制尚可。1年前外出活动时，突然出现眩晕、呕吐、口角歪斜，被及时送往医院进行治疗，康复后存在语言功能障碍，仅能简单交流，右侧肢体偏瘫。现老人已入住某养老机构，大部分日常生活均需要协助，可进食少量半流食（糊状）。为提高吕奶奶生活自理能力，根据康复治疗师的安排，需要对其进行生活能力康复训练。

学习目标

1. 能说出康复及生活能力康复训练的定义。
2. 能理解生活能力康复训练的含义。

任务书

1. 说出康复的定义。
2. 说出生活能力康复训练的定义。

获取资讯

1. 什么是康复？中医领域的针灸、推拿等传统方法属于康复的范畴吗？
2. 什么是生活能力康复训练？健康养老专业所从事的康复与康复专业的从业有什么不同？

小提示：上述引导问题，可使用图书馆资源、AI（人工智能）或百度等搜索引擎查询，以思维导图形式呈现。

知识链接

一、核心概念

1. 康复

康复是指综合地、协调地应用医学的、教育的、社会的、职业的各种方法,使病、伤、残者(包括先天性残)已经丧失的功能尽快地、尽最大可能地得到恢复和重建,使他们在生理上、精神上、社会上和经济上的能力得到尽可能的恢复,重新走向生活、走向工作、走向社会。康复不仅针对疾病,而且着眼于整个人,从生理上、心理上、社会上及经济能力上进行全面康复。康复方法有很多,主要包括物理治疗、作业治疗、语言治疗、心理治疗、康复工程、传统康复治疗等。

（1）物理治疗(PT)：包括物理因子疗法、运动疗法。

（2）作业治疗(OT)：通过有目的、有意义的作业性活动,让患者模拟、直接参与日常生活活动、职业劳动、文娱活动等,进行有针对性的训练,使患者能适应个人生活、家庭生活及社会生活的环境。

（3）语言治疗(ST)：对失语、构音障碍及听觉障碍的患者进行训练。

（4）心理治疗(PST)：对心理、精神、情绪和行为有异常的患者进行个别或集体心理调整或治疗。

（5）康复工程(RME)：利用矫形器、假肢及辅助器械等补偿生活能力和感官的缺陷。

（6）传统康复治疗(TCM)：利用传统中医针灸、推拿等疗法,促进康复。

2. 老年人生活能力康复训练

老年人生活能力康复训练是指为恢复失能老年人的生活能力,有目的、有针对性地从日常生活活动中选择一些事项对其进行训练,以缓解症状和改善功能的一系列训练方法。进行老年人生活能力康复训练,目的在于帮助生活中受病痛、创伤困扰的老年人,促进其健康,预防残疾,发展和维持其日常生活技能。

二、基本知识

1. 老年人生活能力康复训练的内容

老年人生活能力康复训练的主要目的是提高老年人生活自理能力,使他们逐渐回归家庭和社会,因此,根据不同的康复目的,可以将康复训练的内容分为增强肌力和耐力、改善关节活动度、减轻疼痛、改善灵活性和平衡能力、提高日常生活活动(ADL)能力等。在养老服务实际工作中,康复训练主要包括基于老年人生活活动能力的康复训练、基于老年人生活环境的康复训练等。

（1）老年人运动能力康复训练：包括桥式运动、翻身训练、床椅转移、关节活动、平衡功能、手杖行走等训练。

（2）老年人自理能力康复训练：包括穿脱衣、进食用餐、大小便管理等训练。

（3）老年人交流能力康复训练：包括书写训练、通话工具的使用训练等。

（4）老年人社区活动能力康复训练：包括上下楼梯训练、轮椅上下坡训练、购物训练等。

（5）老年人生活环境改造技术：指通过环境与人的行为的相互影响来改变人的生活能力,包括各种物理、社会环境的评估与改造工作,如针对老年人的适老化改造。

（6）老年人辅助器具的选配与使用：包括辅助器、矫形器的选配和使用训练,假肢的穿戴及使用训练等。

2. 老年人生活能力康复训练的作用

老年人生活能力康复训练,其服务对象主要是失能老年人,因此,训练主要着眼于帮助失能老年人恢复或取得正常的、健康的、有意义的生活方式和能力。其主要作用体现在以下几个方面：

（1）促进机体功能的恢复：包括肌力、关节活动度、柔韧性、协调性和灵活性等的恢复。

（2）促进生活自理能力的恢复：失能老年人生活自理能力的恢复，需要经过一段时间的调整和适应，生活能力康复训练是帮助失能老年人的最好方式之一。

（3）促使残余功能最大限度的发挥：失能老年人利用残余功能参与日常生活活动，可以预防肌肉萎缩、减轻或预防畸形的发生。

总之，生活能力康复训练是从老年人的日常生活需要和个人功能的潜力出发，经过生活能力康复训练，使他们逐步适应家庭和社会环境，逐渐回归家庭和社会，进一步减轻家庭和社会的负担。

3. 生活能力康复训练分析

照护员想要更好地实施任务，必须掌握生活能力康复训练分析技能，从而能够根据老年人的实际情况，有效地选择适宜的任务。我们可以采用"6W"对所进行的任务进行分析：

（1）"What"，即进行什么任务。分析哪种任务适合老年人的需要，能解决他什么问题，并试图引起老年人的兴趣。对任务的描述，用一两个句子表述即可，越精简越好，表明任务方向，如：脑卒中后自我照护——床椅转移。

（2）"Why"，即为什么选择该任务。选择的任务与训练目的密切相关，不仅能满足老人躯体功能恢复的需要，还能满足其心理、社会、认知等多方面的需要，如：提高生活自理能力、增强自信心等。生活能力康复训练的目标应当以老年人为中心，以老年人需求为导向，根据"优先处理"的原则进行选择。训练目标分为长期（远期）目标和短期（近期）目标：长期目标一般以月为单位，如3个月、6个月；短期目标一般以周为单位，如2周、4周。照护员在制订训练目标时，应按照"SMART"原则，以保证目标的规范性、明确性、可执行性。

① 明确性（specific，S）：训练目标要明确、详细，目标的制订要尽可能包括任务实施的各个细节，包括老年人的体位、左右手、功能水平等。

② 可测量性（measurable，M）：训练目标的制订要具有可测量性，以便比较每阶段训练的效果，比如帮助等级（完全独立、改造后独立、监督、少量帮助、中等帮助、最大帮助、完全依赖）、完成任务所需时间等。

③ 可实现性（achievable，A）：制订的目标要符合老年人的实际情况，根据老年人综合评估的结果、背景资料、老年人的需求等多方面进行考虑。

④ 相关性（relevant，R）：制订训练目标时，长期目标与短期目标要相互关联、相互呼应，共同达成一个中心目标。

⑤ 时间性（time-bound，T）：每个训练目标的制订都应有时间限制，比如在1个月内完成。

一个完整的训练目标应当由老人、任务、帮助等级、是否使用辅助器具、时间等共同组成，比如，在1周后，老年人能运用患侧上肢使用适老化餐勺独立进食。

（3）"Which"，即通过什么渠道进行。分析具体任务的基本动作和过程，是否需要借助一定的辅助器具，要求的姿势、运动、认知功能等。比如，任务实施所需要的设备、工具、物料等，床椅转移训练就需要使用轮椅、护理床等。

（4）"Where"，即任务在哪里实施。照护员根据康复治疗师的安排，创设一定的环境，使任务环境尽可能与实际生活、学习、工作环境接近。比如，穿脱衣训练是在老年人卧室还是康复训练大厅，人与桌椅之间的空间关系等。

（5）"When"，即什么时候实施任务。实施任务的时间尽可能符合老年人的需要和日常生活习惯。比如，穿脱衣训练，时间30分钟。

（6）"Who"，即什么人参与任务实施。除老年人本人、照护员外，有时还需要康复治疗师、老人家属、社工等同时参与。

生活能力康复训练的目的不是激发兴趣或消遣,而是要帮助老年人了解自身、改善功能,提高老年人的生活自理能力等。要为老年人选择合适的任务,就要对任务进行技能分析。分析时,除了考虑老年人的年龄、性别、职业、文化、经济状况,任务的趣味性、安全性等情况外,还要分析:

(1) 任务的性质:是脑力训练还是体力训练,是否与老年人的病情相适应。

(2) 任务主要涉及的技能、素质:每一项任务都涉及老年人本身具有的技能和素质,主要包括运动、感觉、认知、心理和社交五个方面。

① 运动方面:包括肌力、耐力、协调性、灵敏性、精细运动、关节活动度等。

② 感觉方面:包括视觉、听觉、味觉、温度觉、触觉、平衡觉等。

③ 认知方面:包括主动参与能力、兴趣、交流、判断力、空间定向、安排利用时间的能力等。

④ 心理方面:包括独立性、自制力、自尊心、情感表达等。

⑤ 社交方面:包括社交和公关能力、生活地位等。

(3) 实施任务时在克服功能障碍方面是否能达到预期目标。

(4) 即使是同一任务,训练结果还会受老年人的姿势、体位、用具、技巧等的影响,需具体情况具体分析。

课后拓展

生活能力康复训练就像一座桥梁,可以把失能老年人与其家庭、社会等连接起来。对于失能老年人而言,这不仅仅是功能训练,还是获得新生活所必需的途径。因此,对失能老年人的康复训练不应局限于单一的躯体康复,应从重建生活意志、重建生活能力和重建生活方式三个方面入手,最大限度地激发失能老年人的主观能动性,从而达到最佳康复训练效果,最终使老年人拥有幸福快乐的晚年生活。

任务:为响应"健康中国"国家战略,为应对"银发浪潮",作为 21 世纪的年轻人和"青春养老人",我们能做什么?怎么能做好?

任务 2 生活能力康复训练与作业治疗

任务情境

生活能力康复训练是近年来出现的一个新名词,严格意义上来说,它属于康复治疗技术中的作业治疗(OT)。根据古今中外文献的记载,早在几千年前,人类就对劳动、锻炼和休闲等方面的活动可以促进身体和心理健康有了一定的认识和实践。现代作业治疗作为一门专业学科则起源于美国,经历了曲折而复杂的发展过程。美国约翰霍普金斯大学医学院的主管阿道夫·梅耶(Adolf Meyer)主张有意义地利用时间及使用有目的性的活动去治疗精神疾病的患者,对作业治疗的发展奠定理论基础。

生活能力康复训练与康复治疗技术之一的作业治疗有什么联系和区别呢?

学习目标

1. 能简单阐述作业治疗的定义、内容、作用、原则等。
2. 能理解生活能力康复训练与作业治疗的联系与区别。

任务书

说出生活能力康复训练与作业治疗的联系与区别。

获取资讯

1. 生活能力康复训练与康复治疗中的作业治疗（OT）有何联系与区别？
2. 结合其他课程知识，你认为生活能力康复训练在养老服务中占有怎样的地位？
3. 如何将作业治疗相关理念和技术更好地融入老年人生活能力康复训练实践呢？

知识链接

一、核心概念

1. 作业

"作业"一词译自英文 occupation，是指工作、职业、消遣、日常事务，指与时间、能量、关心、注意目标指向性有关的活动，也指为达到某一目的而进行的一系列身体活动。在康复治疗领域，"作业"是指人们为了生存要进行的诸多方面的活动，是作业活动的总称，是人们生活的重要组成部分。"作业"没有特定的形式，任何活动只要是"有意义"的，就可视为"作业"。

2. 活动

"活动"是作业治疗中经常用到的一个词，译自英文 activity，是指活跃、活动性、行动、行为。根据人类活动理论，"活动"是指一个人为了达到预期目标，利用自身的身心能力、时间、精力、兴趣及注意力，以提高自身的适应能力和参与社会的能力。它是作业治疗过程的核心，通过发挥患者的积极性和主动性，使患者获得各种体验并掌握相应的技能，为重返社会、家庭奠定基础。

3. 作业活动

作业活动（Occupational Activity）是指从事的活动或事件。在康复治疗领域，作业活动是指作业治疗中所使用的活动，包括人们日常生活中所必需的生活技能、工作、职业活动、家务劳动、教育、社会活动等，还包含一些创造性技能（如陶艺、木工等）和社会性活动（如游戏、园艺等）。

4. 作业治疗

作业治疗（Occupational Therapy，OT）是指通过有目的性、有选择性的作业活动，对身体上、精神上、发育上有功能障碍或残疾，以致不同程度丧失生活自理能力和劳动能力的患者进行治疗和训练，使其恢复、改善和增强生活、学习及工作能力，使之作为家庭和社会的一员过上有意义的生活。

二、基本知识

1. 作业治疗的内容

作业治疗的治疗项目很多，强调在患者进行作业活动时要对其进行教育、指导和训练，必要时可使用辅助器具。主要的治疗方法、训练或处理如图 1-2-2-1 所示。

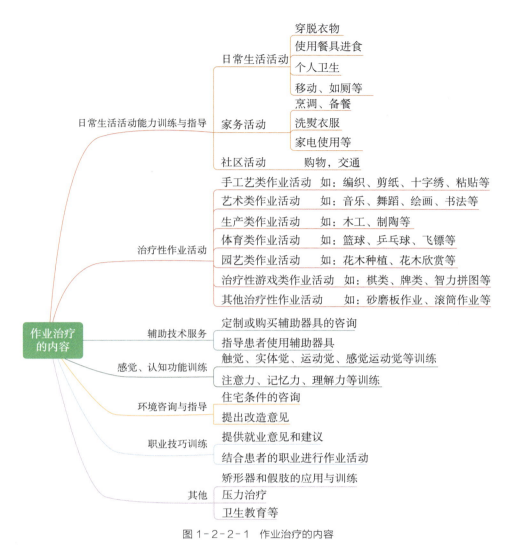

图 1-2-2-1 作业治疗的内容

2. 作业治疗的作用和适用对象

作业治疗协助患者选择、参与、应用有目的和有意义的活动,最大限度地恢复躯体、心理、社会等方面的功能,增进健康,预防能力的丧失及残疾的发生,参与及贡献社会。

作业治疗着眼于帮助患者恢复或取得正常的、健康的、有意义的生活方式和能力,是从患者的需要和个人功能的潜力出发,让患者经过作业的训练和治疗,逐步适应家庭和社会环境,从而回归社会。其作用如图 1-2-2-2 所示。

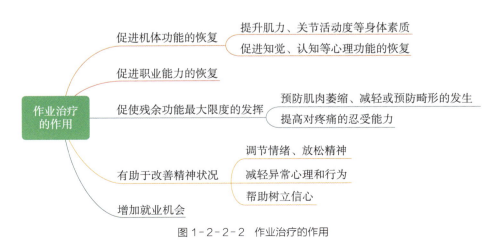

图 1-2-2-2 作业治疗的作用

（1）作业治疗的适应证

作业治疗的临床应用非常广泛，适用于所有疾病或创伤导致的，在自理、工作或休闲娱乐等方面存在能力障碍的患者，具体如图1-2-2-3所示。

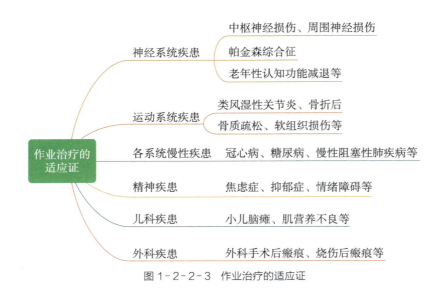

图1-2-2-3　作业治疗的适应证

（2）作业治疗的禁忌证

作业治疗虽应用广泛，但严重精神病、意识障碍，且不能配合的患者，急、危重症及病情不稳定的患者，或需要绝对卧床休息的患者，均属于作业治疗的禁忌证。

（3）作业治疗的应用原则

作业治疗是康复治疗的重要组成部分，目的是增强肢体尤其是手的灵活性，改善眼手的协调性，增加功能活动的控制能力和耐力，调节患者的心理状态，改善和提高患者的日常生活和工作能力，提高生存质量，使之早日回归家庭、重返社会。在进行治疗时，需要综合考虑患者的性别、年龄、文化程度、职业、功能障碍情况、身体基本状态、康复意愿和所处的环境等因素，遵循如图1-2-2-4所示的原则。

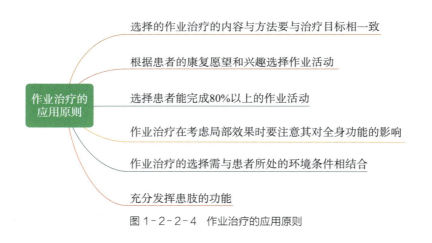

图1-2-2-4　作业治疗的应用原则

3. 老年人生活能力康复训练与作业治疗

比较老年人生活能力康复训练的定义、内容、作用等，老年人生活能力康复训练与作业治疗既有联系又有区别，具体如表1-2-2-1所示。

表 1-2-2-1 老年人生活能力康复训练与作业治疗的比较

比较的内容	作业治疗	老年人生活能力康复训练
目的	提高生存质量	提高生活质量
对象	各年龄阶段的患者	老年患者
内容	主要包括日常生活活动能力训练与指导、治疗性作业活动、辅助技术服务、感觉与认知功能训练、环境咨询与指导、职业技巧性训练等	主要是日常生活活动能力训练与指导、辅助技术服务、环境咨询与指导等
负责者	康复治疗师	在康复治疗师指导下,可由照护员完成

提示:认知功能训练内容见谢海艳、唐莹、王三香《失智老年人照护》(复旦大学出版社)。

课后拓展

失能老年人是指由于年老、疾病、伤残等原因,吃饭、洗澡、穿衣、如厕、控制大小便、室内活动等日常生活必须由他人协助或者完全依赖他人的协助才能完成的老人。截至 2024 年,我国失能、半失能老年人已超过 4 000 万,这部分人群是需要长期照护的刚需人群,需要有"人力"为其提供服务。很长一段时间,这部分"人力"都由医院的护士、护工来填补,导致医疗资源被大量占用、医院床位积压、医保资金支持成本增大等问题,同时这也是一个全球性的问题。由此,亟须引入专业的照护机构,增加专门的照护人员,并推动相应的社会保障体系不断完善。

任务:为积极应对 4 000 多万失能、半失能老年人的健康养老问题,作为 21 世纪的"青春养老人",我们该如何运用生活能力康复训练的技术技能为失能老年人提供服务,促使他们早日回归家庭和社会?

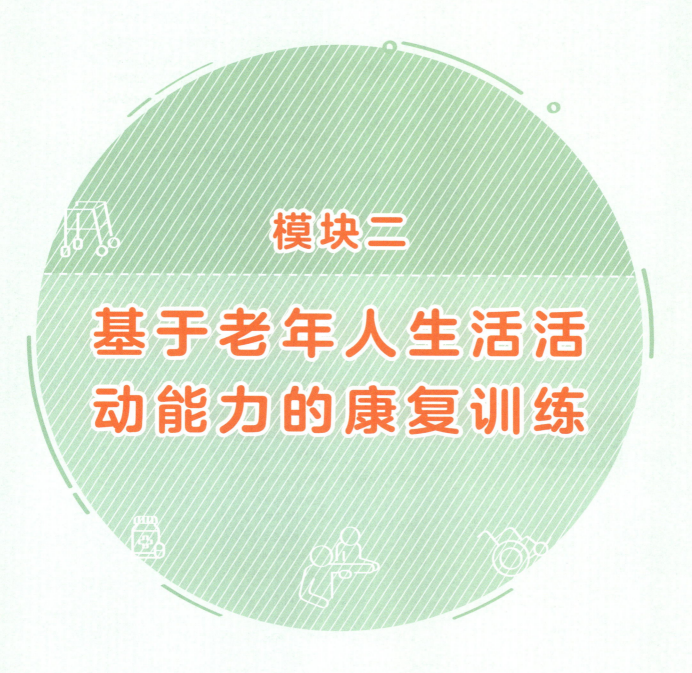

模块二

基于老年人生活活动能力的康复训练

模块导图

模块二 基于老年人生活活动能力的康复训练

- **老年人运动能力康复训练**
  - 良肢位的摆放
    - 卧位良肢位的摆放
      - 健侧卧位良肢位的摆放
      - 患侧卧位良肢位的摆放
      - 仰卧位良肢位的摆放
    - 坐位良肢位的摆放
      - 床上坐位良肢位的摆放
      - 轮椅坐位良肢位的摆放
  - 床上翻身训练
    - 自主向健侧翻身训练
    - 自主向患侧翻身训练
  - 桥式运动训练
    - 双桥运动训练
      - 独立双桥运动训练
      - 辅助双桥运动训练
    - 单桥运动训练
  - 关节活动训练
    - 上肢关节主动、被动活动训练
    - 下肢关节主动、被动活动训练
  - 自主从仰卧位逐渐到床边坐起训练
    - 辅助坐起训练
    - 自主坐起训练
      - 自主健侧坐起训练
      - 自主患侧坐起训练
  - 平衡功能训练
    - 坐位平衡功能训练
    - 站位平衡功能训练
  - 床椅转移训练
    - 辅助床椅转移训练
    - 主动床椅转移训练
  - 手杖步行训练
    - 手杖两点步步行训练
    - 手杖三点步步行训练
  - 助行架行走训练
    - 助行架三步法行走训练
    - 助行架四步法行走训练

- **老年人自理能力康复训练**
  - 穿脱衣物训练
    - 穿脱开襟衫训练
    - 穿脱套头衫训练
    - 穿脱鞋袜训练
  - 进食用餐训练
    - 进食用餐之间接训练
    - 进食用餐之直接训练
  - 大小便管理训练
    - 膀胱功能训练
    - 盆底肌功能训练

- **老年人交流能力康复训练**
  - 书写训练
    - 描摹、抄写训练
    - 听写、默写训练
  - 智能沟通工具使用训练——智能手机使用训练
  - 肢体语言交流训练
    - 理解与模仿手势
    - 执行与应用手势
  - 言语康复训练
    - 听理解、命名训练
    - 言语表达训练
    - 阅读理解和朗读训练
    - 日常生活活动能力交流训练

- **老年人社区活动能力康复训练**
  - 上下楼梯训练
    - 手杖上下楼梯训练
    - 无辅具上下楼梯训练
  - 轮椅上下坡训练
    - 轮椅上坡训练
    - 轮椅下坡训练
  - 购物训练——模拟购物训练

项目一

老年人运动能力康复训练

任务 1　良肢位的摆放

任务情境

李爷爷，66岁，高血压病史10年。2个月前因突发脑梗死致左侧肢体偏瘫入院治疗，出院后入住养老机构，大部分时间卧床，日常生活需要协助，饮食、饮水时常有呛咳。他喜欢唱歌、打桥牌、种植花草等活动，因不能自主参加活动而情绪低落。育有一儿，在外地工作，现与老伴一起居住在养老机构。老伴与儿子希望他尽快恢复肢体功能。

学习目标

1. 能给偏瘫老年人在床上进行良肢位的摆放。
2. 理解偏瘫老年人的良肢位摆放的要点、操作流程、目的及注意事项。
3. 培养爱岗敬业、吃苦耐劳的职业精神及精益求精的工匠精神，具有耐心、爱心、细心、责任心的职业道德。

任务书

1. 指导、辅助老年人完成患侧卧位良肢位的摆放。
2. 指导、辅助老年人完成健侧卧位良肢位的摆放。
3. 指导、辅助老年人完成仰卧位良肢位的摆放。

获取资讯

1. 偏瘫老年人进行良肢位摆放的目的是什么？
2. 为什么要加强对患侧的刺激？
3. 针对偏瘫老年人，哪种体位的良肢位摆放是最佳的？哪种是最不合适的？为什么？

4. 在实施良肢位摆放任务中,如何更好地体现"青春养老人"的职业素养?

知识链接

一、核心概念

1. 良肢位

良肢位是为了保持肢体的良好功能而将肢体摆放成特定的体位或姿势,是从康复训练的角度出发而设计的一种临时性体位。良肢位的摆放是一种基本的康复手段。

2. 良肢位摆放常用体位

包括患侧卧位、健侧卧位、仰卧位。

二、基本知识

(一)良肢位摆放的目的与作用

1. 仰卧位良肢位摆放的目的与作用

(1)纠正、抑制脑卒中后出现的异常体位。

(2)改善患侧肢体的血液循环,有效防止肢体挛缩。

(3)预防患侧肢体的并发症。

2. 侧卧位良肢位摆放的目的与作用

(1)有助于刺激牵拉患侧肢体,增加老年人对患侧肢体的知觉刺激输入。

(2)预防和减轻患侧上肢屈肌及下肢伸肌痉挛模式的发生和发展。

(3)可以将健侧上肢解放出来,方便进行其他活动。

(二)良肢位摆放的方法

脑损伤性疾病在急性发作期时,大部分老年人的患侧肢体呈软瘫状态。急性期发作期过后,逐渐进入痉挛阶段,患侧上肢常以屈肌痉挛占优势,而患侧下肢以伸肌痉挛占优势,长时间的痉挛会形成关节挛缩畸形、关节半脱位、关节及周围软组织损伤等并发症。早期实施良肢位的摆放,可有效预防各种并发症,为肢体功能的康复奠定基础。良肢位的摆放方法主要包括患侧卧位良肢位摆放、健侧卧位良肢位摆放、仰卧位良肢位摆放。

1. 患侧卧位良肢位摆放

患侧在下,健侧在上,头部垫枕。患侧上臂外展前伸,患侧肩部尽可能前伸,以避免肩胛受压和后缩畸形;前臂旋后,肘与腕关节均处于伸直位,掌心向上,五指张开,健侧上肢放在胸前枕上或躯干上。患侧下肢稍屈曲位,放在床上,踝关节保持90度。健侧下肢屈髋,屈膝向前放于长枕上。如图2-1-1-1所示。

2. 健侧卧位良肢位摆放

健侧在下,患侧在上,头部垫枕。患侧上肢伸展,置于软枕上,软枕长度应长于上肢长度,以防止手及腕悬空。患侧肩胛骨向前向外伸展,前臂旋前,五指伸展,掌心向下,腕关节处于伸直位。患侧下肢屈髋屈膝向前放于枕头上,注意足不能内翻及悬空。如图2-1-1-2所示。

3. 仰卧位良肢位摆放

头下垫软枕,但枕头不宜过高,以免颈部处于前屈位。患侧肩胛骨和上肢下垫一长软枕。前臂旋后,肘与腕关节均处于伸直位,掌心向上,五指张开,整个上肢平放于枕上。患侧髋、臀、大腿外侧下方放软枕。

防止下肢外展、外旋。膝下稍垫起以保持膝关节微曲。踝关节保持90度,呈中立位。如图2-1-1-3所示。

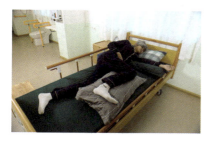

图2-1-1-1 患侧卧位良肢位

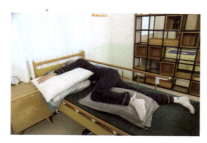

图2-1-1-2 健侧卧位良肢位

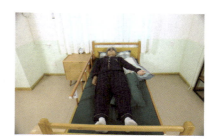

图2-1-1-3 仰卧位良肢位

三、任务实施

本任务为良肢位摆放,具体实施流程如表2-1-1-1所示。

表2-1-1-1 良肢位的摆放任务实施流程

流程	任务	示范
工作准备	1. 环境准备:环境干净整齐,温、湿度适宜。 2. 照护员准备:着装整洁,用七步洗手法洗净双手。 3. 老年人准备:老年人排尿后平卧于床上。 4. 物品准备:不同型号枕头数个。	图2-1-1-4 任务场景图 图2-1-1-5 训练物品
沟通评估	1. 沟通:向老年人解释任务目的、操作的时间、关键步骤;讲解需要老年人注意和(或)配合的内容;询问老年人对操作过程是否存在疑问等。 2. 评估:对老年人进行综合评估(可通过老年人和家属了解) (1) 全身情况(精神状态、饮食、二便、睡眠等) (2) 局部情况(肌力、肢体活动度) (3) 特殊情况(皮肤情况、翻身能力等)	沟通评估
实施过程	1. 仰卧位良肢位的摆放 (1) 放下右侧床挡,打开盖被,"S"形折叠放置于对侧或床尾。 (2) 协助老年人取位于床中心的仰卧位。 (3) 患侧肩胛骨和上肢下垫一软枕,患侧上肢呈肩关节稍外展。	

（续表）

流程	任　务	示范
	（4）前臂旋后，肘关节、腕关节及掌指处于伸直位，五指张开，掌心朝上。 （5）用枕头支撑老年人患侧大腿外侧，使髋关节处于中立位，避免出现髋关节外旋，患侧下肢呈伸髋、伸膝、踝背屈90度。 （6）拉上床挡，盖上盖被。	
	2. 患侧卧位良肢位的摆放 （1）调整老年人体位：患侧在下，健侧在上。 （2）患侧上肢外展前伸，患侧肩部尽可能前伸，前臂旋后，肩及上肢下垫一软枕。肘关节伸直，腕关节、五指伸展，掌心朝上。 （3）健侧上肢自然屈曲放在舒适位置。 （4）患侧下肢微屈，踝部凹陷处可垫一小软枕；下肢伸髋、屈膝、踝背屈90度。 （5）健侧下肢呈迈步状，其小腿下垫一中软枕。 （6）颈下垫一小软枕。 （7）背后用大软枕支撑。 （8）询问需求，整理床单位。 （9）拉上床挡。	仰卧位与患侧卧位良肢位摆放
	3. 健侧卧位良肢位的摆放 （1）协助老年人取健侧卧位，即健侧在下，患侧在上。 （2）患侧上肢前伸，肩关节屈曲100度，垫高枕；患侧肩关节、肘关节、腕关节及掌指处于伸展位，掌心朝下。 （3）健侧上肢取自然舒适体位。 （4）患侧下肢髋、膝关节屈曲，下方垫软枕至足部以下，使下肢呈屈髋、屈膝、踝背屈90度。 （5）健侧下肢髋、膝关节略屈曲，自然放置。	健侧卧位良肢位摆放
观察整理记录	1. 照护员随时观察老年人反应及感受，随时为老年人擦净汗液。 2. 发现异常立即停止。 3. 老年人表现有进步时应及时给予鼓励。 4. 洗手。 5. 记录（训练时间、内容、老年人感受、反应等）。	图2-1-1-6 整理记录

课后拓展

孙爷爷，右侧肢体偏瘫，言语表述不清。因肢体活动受限、功能恢复缓慢而脾气暴躁。老伴于3年前病逝，两人育有一儿一女。儿子在外地工作定期回家看望，孙爷爷现与未婚女儿共同居住，日常生活由女儿与照护员共同照护。（情境案例详情请扫二维码）

任务：

1. 请照护员为孙爷爷制订生活能力康复训练方案。
2. 请指导孙爷爷及其家属摆放良肢位以促进孙爷爷功能恢复。
3. 根据康复训练情况，撰写1份反思报告。

任务 2　床上翻身训练

任务情境

马爷爷,88 岁,汉族,大学文化,脑卒中后卧床 1 年。刚脑卒中时经康复治疗 1 个月收效甚微,认为康复治疗劳民伤财,且作用不大,遂停止康复治疗。马爷爷现瘫痪在床,能与人正常交流,吞咽功能正常,但无法自主翻身,大小便失禁,吃饭、穿衣、洗漱等日常生活活动均需要家人帮助。老人近日骶尾部皮肤出现破溃,皮肤表浅溃疡,基底红,表面有少量渗液,无臭味。马爷爷为事业单位退休职工,丧偶,育有一儿二女,子女均有稳定收入且孝顺,但忙于工作均无法照顾老人。离儿子家 5 千米处,有一家大型养老机构,且有配套的康复医院,收费较日间照料中心贵,子女需乘车探望。征得老人同意后,将老人送入这家养老机构。

学习目标

1. 能给偏瘫老年人进行向健侧及患侧自主翻身的指导训练。
2. 理解偏瘫老年人床上翻身训练的要点、操作流程、目的及注意事项。
3. 培养爱岗敬业、吃苦耐劳的职业精神,具有耐心、爱心、细心、责任心的职业道德。

任务书

1. 指导老年人完成向健侧翻身的训练。
2. 指导老年人完成向患侧翻身的训练。

获取资讯

1. 偏瘫老年人进行翻身训练的目的是什么?
2. 偏瘫老年人进行翻身训练的间隔时间是多少?为什么?
3. 向健侧翻身和向患侧翻身有何不同?为何不同?
4. 在实施翻身训练任务中,如何更好地体现"青春养老人"的职业素养?

知识链接

一、核心概念

翻身是指改变卧床时身体与床之间的接触面,是一种功能性的姿势转换。翻身是日常生活活动(ADL)的基本技巧,是其他功能训练的基础。长期卧床老年人经常翻身,还可以降低压疮、坠积性肺炎、肾结石、静脉血栓等并发症的发生率,可以训练躯干与肢体动作的控制技巧。根据老年人残存功能及病情不同,所采取的翻身方式也不同。偏瘫老年人通常先学习向患侧翻身,这比向健侧翻身更容易。他人协助翻身时应尽量鼓励老年人主动用力,不能完全依赖外力,帮助翻身后及时摆放良肢位。

二、基本知识

脑卒中老年人的翻身训练主要指的是自主翻身训练,包括向健侧翻身法和向患侧翻身法。适用于体力较好、痉挛不太严重的老年人。若是体力较虚弱或痉挛较严重的老年人,则采用他人协助翻身法。他人协助翻身法可参考《老年人生活与基础照护实务》教材,这里主要介绍自主翻身训练。

(一) 床上翻身训练的目的

(1) 提高失能老年人在床上的活动能力。

(2) 训练失能老年人的躯干旋转能力,缓解痉挛。

(3) 改善失能老年人患侧肢体的运动功能。

(4) 预防失能老年人压力性损伤等并发症。

(二) 床上翻身训练的方法

1. 自主向健侧翻身训练

(1) 照护员站在健侧保护,老年人仰卧在床。

(2) 老年人头部转向健侧。

(3) 老年人健侧手握住患侧手放在腹部。双手叉握,患侧手拇指压在健侧手拇指上(Bobath 握手)。

(4) 老年人健侧腿屈膝,插入患侧腿下方,钩住患侧踝部。

(5) 老年人双上肢前伸与躯干呈 90 度,指向天花板。

(6) 老年人用健侧上肢的力量带动患侧上肢做左右侧方摆动 2~3 次,借助惯性使双上肢和躯干一起翻向健侧。

2. 自主向患侧翻身训练

(1) 照护员站在患侧保护,老年人仰卧在床。

(2) 老年人头部转向患侧。

(3) 老年人健侧手握住患侧手放在腹部。双手叉握,患侧手拇指压在健侧手拇指上(Bobath 握手)。

(4) 老年人健侧腿屈膝,脚平放于床面。

(5) 老年人双手上肢前伸,与躯干呈 90 度,指向天花板。

(6) 老年人用健侧上肢的力量带动患侧上肢做左右侧方摆动 2~3 次,当摆向患侧时,借助惯性使双上肢和躯干一起翻向患侧。

三、任务实施

本任务为自主床上翻身训练,具体实施流程如表 2-1-2-1 所示。

表 2-1-2-1 自主床上翻身训练任务实施流程

流程	任　务	示范
工作准备	1. 环境准备:环境干净整齐,温、湿度适宜。	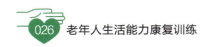 图 2-1-2-1 任务场景图
	2. 照护员准备:着装整洁,用七步洗手法洗净双手。	

(续表)

流程	任 务	示范
	3. 老年人准备：老年人排尿后平卧于床上。	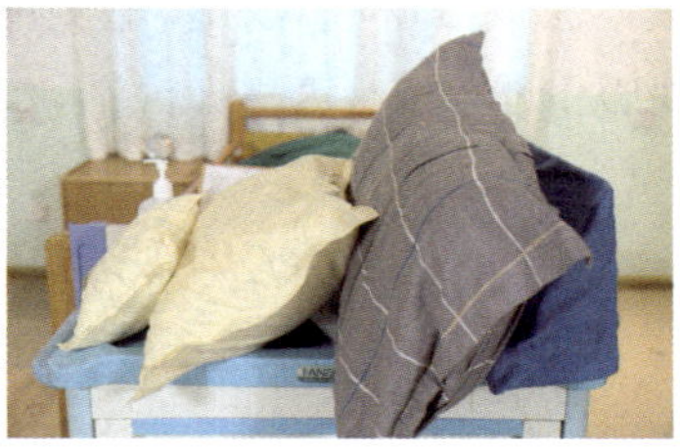
	4. 物品准备：不同型号枕头数个。	图 2-1-2-2 训练物品
沟通评估	1. 沟通：向老年人解释任务目的、照护操作的时间、关键步骤；讲解需要老年人注意和（或）配合的内容；询问老年人对操作过程是否存在疑问等。 2. 评估：对老年人进行综合评估（可通过老年人和家属了解） （1）全身情况（精神状态、饮食、二便、睡眠等） （2）局部情况（肌力、肢体活动度等） （3）特殊情况（血压、皮肤情况等）	沟通评估
实施过程	1. 自主向健侧翻身训练 （1）照护员站在健侧保护，老年人仰卧在床。 （2）放下健侧床挡。打开盖被，S 形折叠放置于对侧或床尾。 （3）指导老年人向患侧移动，使老年人仰卧于床的对侧。 （4）指导老年人健侧下肢屈髋屈膝，健侧脚插入患侧腿的下方，钩住患肢踝部。 （5）指导老年人患侧手拇指压在健侧手拇指上，双上肢前伸，与躯干呈 90 度（指向天花板）。 （6）指导老年人头转向健侧方。 （7）指导老年人用健侧上肢力量带动患侧上肢左右侧方摆动 2～3 次，借助惯性翻向健侧。	自主向健侧翻身
	2. 自主向患侧翻身训练 （1）照护员站在患侧保护，老年人仰卧在床。 （2）指导老年人健侧下肢屈髋屈膝，脚踩实床面。 （3）指导老年人头转向患侧。 （4）指导老年人双手叉握，健侧手握住患侧手。 （5）指导老年人患侧手拇指压在健侧手拇指上，双上肢前伸，与躯干呈 90 度（指向天花板）。 （6）指导老年人用健侧上肢的力量带动患侧上肢做左右侧方摆动 2～3 次，借助惯性作用翻向患侧。 （7）询问老年人自主翻身训练掌握情况，其基本掌握后再开始下次训练。 （8）老年人无不适后，再重复以上动作（包括向健侧、患侧翻身运动），持续训练 30 分钟。 （9）协助老年人取舒适体位，拉上床挡。	自主向患侧翻身
观察整理记录	1. 照护员随时观察老年人反应及感受，随时为老年人擦净汗液。 2. 发现异常立即停止。 3. 老年人表现有进步时应及时给予鼓励。 4. 洗手。 5. 记录（训练时间、内容，老年人感受、反应等）。	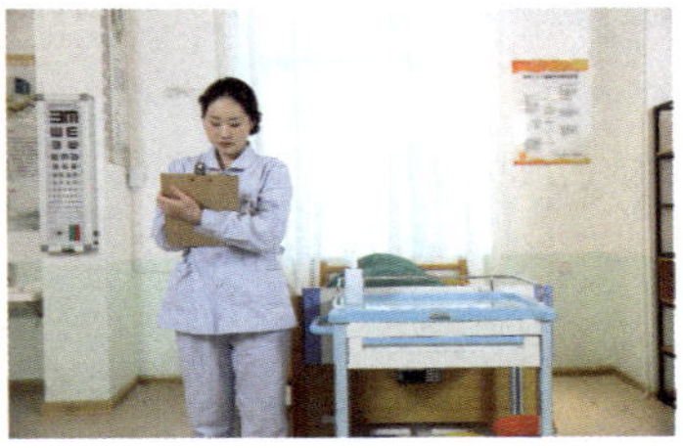 图 2-1-2-3 整理记录

课后拓展

徐爷爷,神志清楚,左侧偏瘫,右侧肢体能活动,卧床为主,大部分日常生活均需要照护员帮助。有悲观厌世情绪,不愿与人说话,也不想参加任何活动,晚上睡不着。(情境案例详情请扫二维码)

任务:

1. 请照护员为徐爷爷制订生活能力康复训练方案。
2. 请指导徐爷爷进行自主床上翻身训练,每天2次,每次20分钟。
3. 根据康复训练情况,撰写1份反思报告。

任务3 桥式运动训练

任务情境

王奶奶,75岁,现住某养老机构。身高166厘米,体重60千克。高中文化程度,经济状况一般,有退休金,3 500元/月。爱好舞蹈、唱京剧;饮食喜清淡、素食;性格文静、内向。退休前是镇中心小学舞蹈老师。有两个儿子,跟随前夫生活。既往有高血压病史10年,脑梗死病史1年。现王奶奶神志清楚,精神不振,言语不利,左上肢肌力约3级,左下肢肌力约4级,右侧肢体肌力、肌张力正常,卧床为主,鼻饲供给营养。

学习目标

1. 能给偏瘫老年人在床上进行桥式运动训练。
2. 理解偏瘫老年人桥式运动训练的要点、操作流程、目的及注意事项。
3. 培养爱岗敬业、吃苦耐劳的职业精神及精益求精的工匠精神,具有耐心、爱心、细心、责任心的职业道德。

任务书

1. 指导老年人进行桥式运动之双桥运动训练。
2. 指导老年人进行桥式运动之单桥运动训练。

获取资讯

1. 偏瘫老年人进行桥式运动的目的是什么?
2. 桥式运动包括双桥运动和单桥运动,训练时是先进行双桥运动还是单桥运动呢?为什么?
3. 在实施桥式运动训练任务中,如何更好地体现"青春养老人"的职业素养?

知识链接

一、核心概念

桥式运动，又称为搭桥运动、抬臀运动，通过屈髋、屈膝、抬起臀部，帮助老年人练习下肢的动作控制与协调，并让下肢承重关节受压，是训练站立与行走的基础。它是选择性髋伸展运动，是脑卒中老年人早期床上体位变换训练内容之一，因为姿势像桥而得名。老年人偏瘫侧躯干和肢体无力，也可通过健侧带动患侧完成并起到诱发、促进作用。

桥式运动分为双桥运动和单桥运动。老年人仰卧，双腿屈曲，然后伸髋、抬臀，并保持，则为桥式双桥运动；若老年人患侧腿屈曲，伸直健侧腿，然后伸髋、抬臀，并保持，则为单桥运动。

二、基本知识

（一）桥式运动训练的目的

（1）提高骨盆对下肢的控制及协调能力，是成功站立和行走的基础。

（2）桥式运动也有很好的训练伸髋肌群及启动臀肌的意义。

（3）有利于防止骶尾部发生压疮。

（二）桥式运动训练的方法

1. 辅助双桥运动

老年人仰卧位，屈髋屈膝，双足尽量靠近臀部并踩实床面，用力使臀部抬离床面，辅助者可用一只手掌放于患侧膝关节的稍上方，在向下按压膝部的同时向足前方牵拉大腿，另一只手帮助臀部抬起。如图2-1-3-1所示。

2. 独立双桥运动

老年人仰卧位，屈髋屈膝，使小腿与水平面呈90度，双足踩实床面，慢慢将臀部抬起，保持5～10秒后慢慢放下，训练时两腿之间可以夹持枕头或其他物体。如图2-1-3-2所示。

3. 单桥运动

当老年人完成双桥运动后，可让其健腿伸展悬空或搭于患肢股骨远端，患侧下肢支撑将臀部抬离床面。如图2-1-3-3所示。

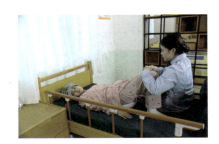
图2-1-3-1 辅助双桥运动

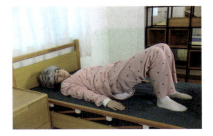
图2-1-3-2 独立双桥运动

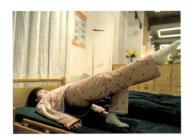
图2-1-3-3 单桥运动

三、任务实施

本任务为桥式运动训练，具体实施流程如表2-1-3-1所示。

表 2-1-3-1 桥式运动训练任务实施流程

流程	任　　务	示范
工作准备	1. 环境准备：环境干净整齐，温、湿度适宜。	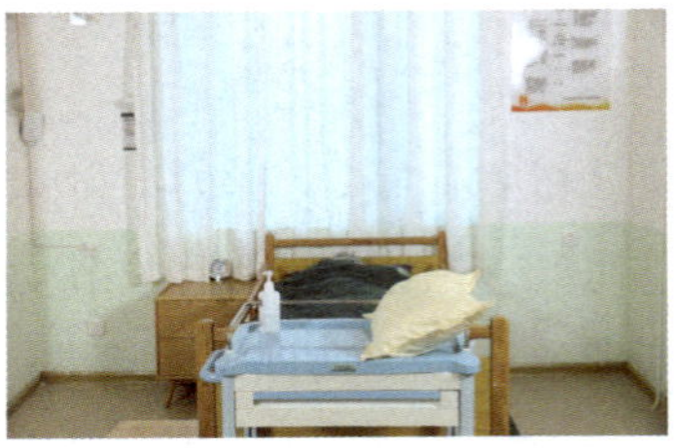
	2. 照护员准备：着装整洁，用七步洗手法洗净双手。	图 2-1-3-4　任务场景图
	3. 老年人准备：老年人排尿后平卧于床上。	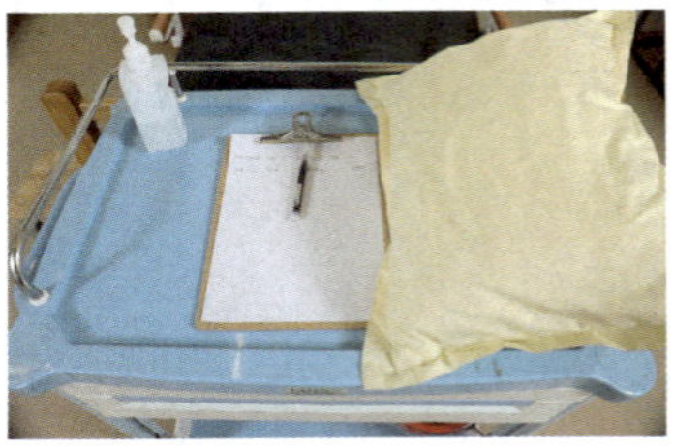
	4. 物品准备：不同型号枕头数个。	图 2-1-3-5　训练物品
沟通评估	1. 沟通：向老年人解释任务目的、照护操作的时间、关键步骤；讲解需要老年人注意和（或）配合的内容；询问老年人对操作过程是否存在疑问等。 2. 评估：对老年人进行综合评估（可通过老年人和家属了解） （1）全身情况（精神状态、饮食、二便、睡眠等） （2）局部情况（肌力、肢体活动度等） （3）特殊情况（抬臀能力、皮肤情况、血压等）	沟通评估
实施过程	1. 双桥运动 （1）放下床挡，打开盖被，"S"形折叠置于对侧或床尾。为老年人穿好衣服，避免受凉或暴露身体过多。 （2）双桥运动训练：对老年人说明训练项目。 （3）示范：进行双桥运动示范并询问老年人是否已经看懂。 （4）进行训练：指导老年人正确进行双桥运动训练。 （5）说明训练时间：对老年人说明开始保持 5～10 秒钟，逐渐增加至 1～2 分钟，间隔 10 秒再进行下一次，并说明训练强度等。	双桥运动训练
	2. 单桥运动 （1）单桥运动训练：对老年人说明训练项目。 （2）示范：为老年人进行单桥运动示范并询问是否已经看懂。 （3）进行训练：指导老年人正确进行单桥运动训练。 （4）说明训练时间：对老年人说明开始保持 5～10 秒钟，逐渐增加至 1～2 分钟，间隔 10 秒再进行下一次，并说明训练强度等。 （5）询问需求，整理床单位。 （6）拉上床挡。	单桥运动训练
观察整理记录	1. 照护员随时观察老年人反应及感受，随时为老年人擦净汗液。 2. 发现异常立即停止。 3. 老年人表现有进步时应及时给予鼓励。 4. 洗手。 5. 记录（训练时间、内容，老年人感受、反应等）。	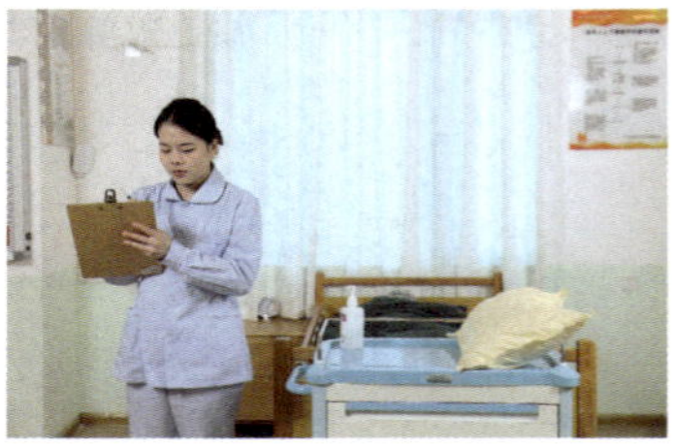 图 2-1-3-6　整理记录

课后拓展

沈奶奶,神志清楚,能交流,右侧肢体肌力正常,左上肢能抬起至胸部,左下肢能抬离床面,卧床为主,活动出行依赖轮椅,多数生活活动需要协助。(情境案例详情请扫二维码)

任务:

1. 请为沈奶奶制订生活能力康复训练方案。
2. 请为沈奶奶进行桥式运动训练,每天2次,每次20分钟。
3. 根据康复训练情况,撰写1份反思报告。

任务4 关节活动训练

任务情境

李奶奶,86岁,20年前确诊糖尿病,10年前患心梗采取心脏支架治疗,3年前患脑梗死遗留左侧肢体功能障碍,2个月前患大面积脑梗死,经某三甲医院抢救脱离生命危险。目前意识清楚,时有急躁情绪,进食困难,容易出现呛咳,生活不能自理,大小便失禁,经药物治疗,血糖、血压控制可,但家属考虑老年人生活质量问题,放弃医院治疗。李奶奶受过高等教育,从事教育工作,已退休,丈夫去世多年,生前为高级知识分子,有二女一子,也均为知识分子,没有时间在家里照顾李奶奶,鉴于李奶奶身体情况,家属希望其入住养老机构。

学习目标

1. 能指导并协助老年人进行上肢肩关节、肘关节、腕关节、手指及下肢髋关节、膝关节、踝关节、足趾的主动、被动关节活动训练。
2. 理解上肢肩关节、肘关节、腕关节、手指及下肢髋关节、膝关节、踝关节、足趾的正常结构与功能,掌握关节活动训练的目的及注意事项。
3. 培养爱岗敬业、吃苦耐劳的职业精神,具有耐心、爱心、细心、责任心的职业道德。

任务书

1. 指导老年人进行上肢关节主动、被动活动训练。
2. 指导老年人进行下肢关节主动、被动活动训练。

获取资讯

1. 在进行被动关节活动训练时,为什么要遵循无痛的原则?

2. 下肢各个关节如髋关节、膝关节、踝关节及足趾关节的关节活动包括哪些?

知识链接

一、核心概念

1. 运动平面

(1) 矢状面:关节在矢状面的运动为伸、屈运动,沿冠状轴进行。

(2) 冠状面(额状面):关节在冠状面的运动为内收、外展运动,沿矢状轴进行。

(3) 水平面(横断面):关节在水平面的运动为旋转运动,围绕垂直轴进行。

2. 运动方向

关节的运动方向包括:屈、伸、内收、外展、旋内、旋外、内翻、外翻、背屈、跖屈、环转等。

(1) 屈、伸:关节沿冠状轴运动,导致相关的两骨互相接近,角度减小称为屈曲,反之称为伸展。

(2) 内收、外展:关节沿矢状轴运动,导致骨向正中线移动,称为内收,反之称为外展。

(3) 旋转:骨环绕垂直轴运动时称为旋转。骨的前面向内侧旋转时称为内旋,相反则称为外旋。在前臂,前者叫旋前,后者叫旋后。

(4) 环转:骨的上端在原位转动,同时下端做圆周运动。凡既能绕冠状轴又能绕矢状轴活动的关节都能做环转运动。

3. 被动运动、主动-助力运动及主动运动

(1) 被动运动:指在老年人完全不用力的情况下,借助外力来完成关节活动范围训练的方法。关节被动活动可立即用于患侧肢体,根据老年人病情变化,可逐渐增大关节活动范围。

(2) 主动-助力运动:指老年人在外力的辅助下主动收缩肌肉来完成关节活动的运动训练。适用于可进行主动肌肉收缩但肌力相对较弱、不能完成全关节活动范围训练的老年人。

(3) 主动运动:指老年人主动收缩肌肉产生关节活动。适用于可主动收缩肌肉且肌力大于3级的老年人。通过主动关节活动可达到改善和扩大关节活动范围、改善和恢复肌肉功能及神经协调功能的目的。

二、基本知识

(一)关节活动训练的目的

(1) 增强肢体的本体感觉,刺激屈伸反射,放松痉挛肌肉。

(2) 改善关节活动范围,纠正躯体畸形,止痛。

(3) 改善运动组织的血液循环和代谢能力。

(4) 提高肌力、耐力、心肺功能和平衡能力。

(二)关节活动训练的适应证

(1) 当老年人在昏迷、麻痹、主动运动疼痛加重、关节活动度受限等情况下,可进行关节被动活动。

(2) 可主动收缩肌肉且肌力大于3级的老年人,可进行主动活动训练。

(三)关节活动训练的禁忌证

(1) 各种原因所致的关节不稳、骨折未愈合等。

(2) 骨关节肿瘤、全身状况极差、病情不稳定等。

（3）若运动有破坏愈合过程的可能,造成该部位新的损伤,禁用。

（4）运动导致疼痛、炎症等症状加重时,禁用。

（四）关节活动训练的方法

1. 徒手被动关节活动训练

（1）老年人取舒适、放松体位,肢体充分放松。

（2）按照病情确定运动的顺序,由近端到远端有利于瘫痪肌的恢复,由远端到近端则有利于促进肢体血液和淋巴的回流。

（3）固定关节近端,托住关节远端,避免代偿运动。

（4）每一动作重复10～30次,2～3次/天。

2. 器械被动关节活动训练

利用专用器械使关节进行持续较长时间缓慢被动运动的训练方法。不同关节进行持续被动运动训练,可选用不同关节专用的持续被动运动训练器械,包括针对下肢、上肢甚至手指等外周关节的专门训练设备。

（1）将要训练的肢体放置在训练器械的托架上固定。

（2）开机,选择活动范围、运动速度和训练时间。

（3）关节活动范围可根据老年人的耐受程度每日渐增,直至最大关节活动范围。

（4）开始时运动速度为每1～2分钟一个运动周期。

（5）根据不同的程序选择长短不同的训练时间,每次可训练1～2小时,也可连续训练更长时间,根据老年人的耐受程度,选定1～3次/天。

（6）训练结束后,关机,去除固定,将肢体从训练器械的托架上放下。

3. 主动-助力关节活动训练

（1）由照护员或老年人健侧肢体徒手或通过棍棒、绳索、滑轮等装置帮助其患肢主动运动。

（2）训练时助力可提供平滑的运动;助力常加于运动的开始和终末,并随病情好转逐渐减少。

（3）训练中应以老年人主动用力为主,并让其做最大努力;任何时间均只给予其完成动作的最小助力,以免助力替代主动用力。

（4）关节的各方向依次进行运动。

（5）每一动作重复10～30次,2～3次/天。

4. 主动关节活动训练

（1）根据老年人的情况选择进行单关节或多关节、单方向或多方向的运动;根据病情选择体位,如卧位、坐位、站位等。

（2）在照护员指导下,由老年人自行完成所需的关节活动;必要时,照护员的手可置于老年人需要辅助或指导的部位。

（3）关节的各方向依次进行运动。

（4）每一动作重复10～30次,2～3次/天。

三、任务实施

本任务为关节活动训练,任务实施以"徒手被动关节活动训练"为例,具体实施流程如表2-1-4-1所示。

表 2-1-4-1　徒手被动关节活动训练任务实施流程

流程	任务	示范
工作准备	1. 环境准备：环境干净整齐，温、湿度适宜。 2. 照护员准备：着装整洁，用七步洗手法洗净双手。 3. 老年人准备：老年人排尿后平卧于床上。 4. 物品准备：完成本任务操作所需的所有的物品。	图 2-1-4-1　任务场景图 图 2-1-4-2　训练物品
沟通评估	1. 沟通：向老年人解释任务目的、照护操作的时间、关键步骤；讲解需要老年人注意和（或）配合的内容；询问老年人对操作过程是否存在疑问等。 2. 评估：对老年人进行综合评估（可通过老年人和家属了解） （1）全身情况（精神状态、饮食、二便、睡眠等） （2）局部情况（肌力、肢体活动度等） （3）特殊情况（皮肤情况、血压等）	沟通评估
实施过程	上肢被动关节活动训练： 1. 肩关节屈曲： （1）放下床挡，打开盖被，"S"形折叠放置于对侧或床尾。 （2）照护员指导老年人移至患侧床边，使老年人仰卧于床靠近患侧的那部分。 （3）照护员一手托住患侧肘部，另一手握住腕部，缓慢将老年人上肢沿矢状面向上高举过头，同时，保持肘关节伸直，最后还原。重复该动作 3～5 次。 2. 肩关节外展、内收 （1）照护员将老年人肘关节屈曲，一手托住患侧肘部，另一手握住腕部，将患侧上肢远离身体侧面，完成肩外展动作。重复该动作 3～5 次。 （2）同样的方法将患侧上肢靠近身体侧面，完成肩内收动作。重复该动作 3～5 次。 3. 肘关节屈曲、伸展 照护员一手固定老年人肘部，另一手握住腕部完成肘关节屈曲、伸展运动。重复该动作 3～5 次。 4. 前臂旋前、旋后 （1）照护员将老年人肘关节屈曲，一手固定肘关节，另一手握住腕部，将老年人的手部旋转至掌心面向自己的脸部，完成前臂旋后动作。重复该动作 3～5 次。 （2）同样的方法将手部旋转至掌心背对自己的脸部，完成前臂旋前动作，重复该动作 3～5 次。	上肢被动关节活动训练

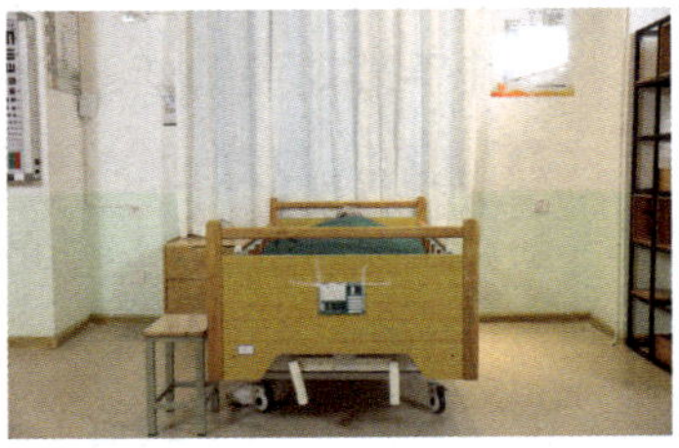

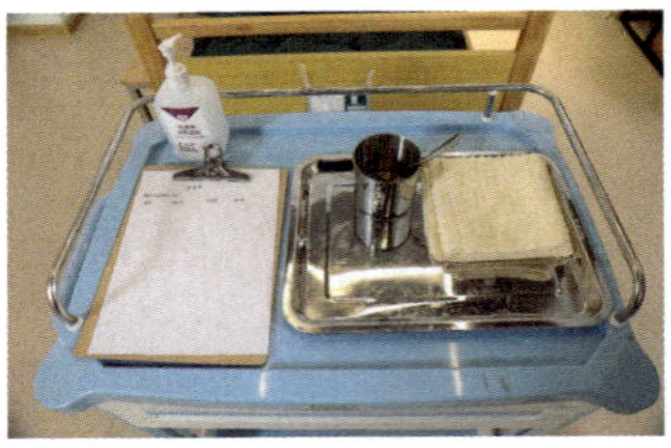

(续表)

流程	任 务	示范
	5. 腕关节掌屈、背伸 （1）照护员将老年人肘关节屈曲，一手固定腕关节，另一手握住手掌，完成腕关节掌屈动作。重复该动作3～5次。 （2）照护员将老年人肘关节屈曲，一手固定腕关节，另一手握住手掌，完成腕关节背伸动作。重复该动作3～5次。	
	6. 手指关节屈曲、伸展 （1）照护员一手握住老年人拇指，另一手握住其余四指，使其屈曲，完成手指关节屈曲动作。重复该动作3～5次。 （2）照护员一手握住老年人拇指，另一手握住其余四指，使其伸直，完成手指关节伸展动作。重复该动作3～5次。	
下肢被动关节活动训练	1. 髋、膝关节屈曲、伸展 （1）照护员一手托住老年人膝关节，另一手握住踝关节，将下肢大腿贴近老年人腹部，完成屈髋屈膝动作。重复该动作3～5次。 （2）接上述动作后，照护员一手托住老年人膝关节，另一手握住踝关节，将下肢伸直，完成伸髋伸膝动作。重复该动作3～5次。	操作视频 下肢被动关节活动训练
	2. 髋关节外展、内收 （1）照护员一手托住老年人膝关节腘窝处，另一手握住踝关节，将下肢向外侧展开至45度，完成髋外展动作。重复该动作3～5次。 （2）接上述动作后，照护员一手托住老年人膝关节腘窝处，另一手握住踝关节，将下肢向内侧靠近对侧的大腿，完成髋内收动作。重复该动作3～5次。	
	3. 踝关节背屈、跖屈 （1）照护员一手固定老年人踝关节上方，另一手握住其足后跟，前臂贴住老年人脚掌及外侧，用力向上方拉动，完成踝关节背屈动作。重复该动作3～5次。 （2）照护员一手固定老年人踝关节上方，另一手置于其足背处，用力下压足背，完成踝关节跖屈动作。重复该动作3～5次。	
训练结束	1. 训练完毕，调整老年人至舒适的卧位。 2. 询问需求，整理床单位。 3. 拉上床挡。	
观察整理记录	1. 照护员随时观察老年人反应及感受，随时为老年人擦净汗液。 2. 发现异常立即停止。 3. 老年人表现有进步时应及时给予鼓励。 4. 洗手。 5. 记录（训练时间、内容，老年人感受、反应等）。	图2-1-4-3 整理记录

课后拓展

李爷爷，72岁，20天前打麻将时突发左侧肢体无力，以脑出血收住医养结合机构。左侧肢体有轻微的收缩,但不能引起关节活动,右侧肢体肌力5级,四肢肌张力正常,急诊进行颅脑钻孔引流术。术后已5周,病情平稳,现需要为老年人提供术后康复。(情境案例详情请扫二维码)

任务：
1. 请照护员为李爷爷制订生活能力康复训练方案。
2. 请为李爷爷进行患侧肢体的关节被动活动训练,每天2次,每次30分钟。
3. 根据康复训练情况,撰写一份反思报告。

任务5　自主从仰卧位逐渐到床边坐起训练

任务情境

金奶奶,80岁,半年前突发脑梗死,左侧肢体偏瘫伴吞咽功能障碍,长期留置胃管,已入住某养老机构。近两日,老人由于感冒引发肺部感染,出现低热,偶有咳嗽、咳痰。老人目前大部分日常生活需要护理人员帮助,内心感到非常自卑,不愿与人说话,也不愿参加任何活动。你作为金奶奶的照护员,需要于上午10点、下午3点指导老年人进行从仰卧位逐渐到床边坐起训练。

学习目标

1. 能指导老年人自主从仰卧位逐渐到床边坐起。
2. 掌握自主从仰卧位逐渐到床边坐起的基本概念、训练原则、安全知识及注意事项。
3. 培养爱岗敬业、吃苦耐劳的职业精神及精益求精的工匠精神,具有耐心、爱心、细心、责任心的职业道德。

任务书

1. 指导老年人从健侧自主坐起。
2. 指导老年人从患侧自主坐起。

获取资讯

1. 从仰卧位逐渐到床边坐起训练中,从健侧坐起和从患侧坐起,哪边更容易？为什么？
2. 当老年人身体情况不允许时,如何实现从仰卧位逐渐到床边坐起？
3. 在实施床边坐起训练任务中,如何更好地体现"青春养老人"的职业素养？

知识链接

一、核心概念

坐起,又称为起坐,是指从卧位到坐位的转换。坐起是人们日常生活中的重要动作之一,是移动、步行、更衣、进食、如厕等一系列生活活动的准备体位,也是站起训练及移动训练等的前期阶段。

二、基本知识

(一)训练目的

(1) 增强肌力,提高机体的平衡能力。

(2) 改善骨、关节的功能。

(3) 预防坠积性肺炎、体位性低血压及脏器功能低下等并发症。

(二)训练方法

当偏瘫老年人能在床上完成翻身和桥式运动后,可逐渐训练从卧位转为坐位。建议先练习健侧卧位坐起,再练习患侧卧位坐起,从需人协助到独立坐起。

1. 自主健侧坐起法

(1) 指导老年人将患侧上肢放到胸前。

(2) 指导老年人将健侧腿伸直于患侧腿下方,利用健侧下肢带动患侧下肢移至床边。

(3) 指导老年人利用健侧上肢肘关节支撑起躯干,再换手支撑将躯干调整至坐位;或者先向健侧翻身,用健侧上肢肘关节支撑躯干,将头抬起至直立位,移动双足到床沿下,用健侧手推床使躯干直立坐起。

2. 自主患侧坐起法

(1) 照护员站在患侧保护,指导并适当协助老年人完成从仰卧位到患侧卧位的自主翻身。

(2) 指导老年人用健侧脚协助患侧脚移至床边。

(3) 指导并协助老年人用健侧手、肘支撑床面,以髋部为轴,使上身向上完成坐起并坐稳。

3. 他人协助坐起法

(1) 将老年人患侧上肢放到胸前。

(2) 照护员身体前倾,双手插入老年人腋下或肩胛下方,老年人健侧手抱住照护员的颈部。

(3) 指导老年人主动用力抬起上身,照护员利用身体上升之力帮助老年人抬起上身。

(4) 移动老年人双足到床沿下,调整姿势至坐位。

三、任务实施

本任务为自主从仰卧位逐渐到床边坐起训练,具体实施流程如表2-1-5-1所示。

表2-1-5-1 自主从仰卧位逐渐到床边坐起训练任务实施流程

流程	任 务	示 范
工作准备	1. 环境准备:环境干净整齐,温、湿度适宜。 2. 照护员准备:着装整洁,用七步洗手法洗净双手。	图2-1-5-1 任务场景图

（续表）

流程	任务	示范
	3. 老年人准备：老年人排尿后坐于床上。 4. 物品准备：洗手液、记录单、笔、小毛巾等。	图2-1-5-2 训练物品
沟通评估	1. 沟通：向老年人解释任务目的、照护操作的时间、关键步骤；讲解需要老年人注意和(或)配合的内容；询问老年人对操作过程是否存在疑问等。 2. 评估：对老年人进行综合评估（可通过老年人和家属了解） （1）全身情况（精神状态、饮食、二便、睡眠等） （2）局部情况（肌力、肢体活动度等） （3）特殊情况（能否翻身及完成桥式运动，平衡能力等）	沟通评估
实施过程	1. 指导老年人从健侧自主坐起 （1）站在老年人健侧保护，指导并适当协助老年人完成从仰卧位到健侧卧位再到坐起的训练。 （2）指导老年人用健侧脚钩住患侧脚，将双腿移至床边。 （3）指导并协助老年人用健侧手、肘支撑床面，以髋部为轴，使上身向上完成坐起并坐稳。 （4）注意保护，并询问老年人感受，有无头晕等情况。 （5）协助躺下：双手扶住老年人肩部，嘱咐老年人慢慢向床上倒下，适时用健侧手、肘支撑床面，躺在床上。协助老年人将双下肢移动到床上。 （6）协助老年人调整至舒适卧位。	从健侧自主坐起
	2. 指导老年人从患侧自主坐起 （1）站在患侧保护，指导并适当协助老年人完成从仰卧位到患侧卧位自主翻身。 （2）指导老年人用健侧脚协助患侧脚移至床边。 （3）指导并协助老年人用健侧手、肘支撑床面，以髋部为轴，使上身向上完成坐起并坐稳。 （4）注意保护并询问老年人感受，如有无头晕等情况。 （5）协助躺下：双手扶住老年人肩部，嘱咐老年人慢慢向床上倒下，适时用健侧手、肘支撑床面，躺在床上。协助老年人将双下肢移动到床上。 （6）协助老年人调整至舒适卧位。	从患侧自主坐起
观察整理记录	1. 照护员随时观察老年人反应及感受，随时为老年人擦净汗液。 2. 发现异常立即停止。 3. 老年人表现有进步时应及时给予鼓励。 4. 洗手。 5. 记录（训练时间、内容，老年人感受、反应等）。	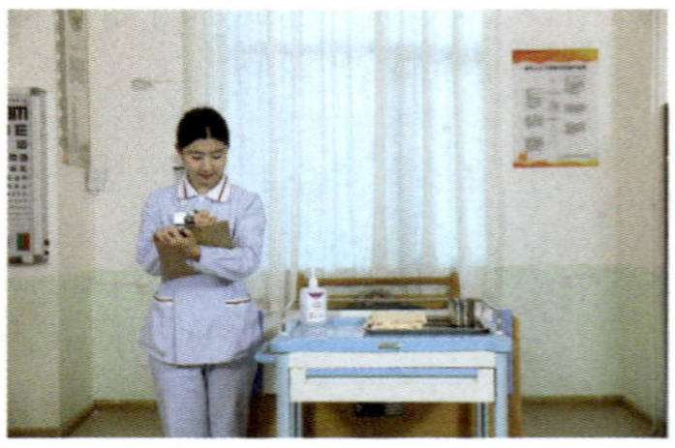 图2-1-5-3 整理记录

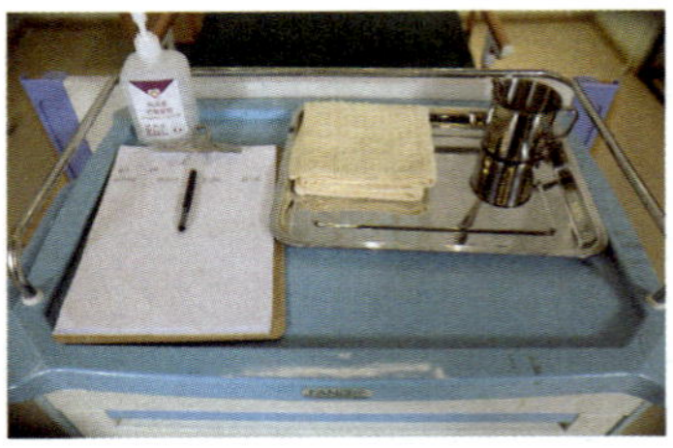

课后拓展

曹奶奶6个月前因头疼、右侧肢体无力就诊,诊断为脑梗死,经过治疗,病情缓解,血压控制稳定,出院回家后出现睡眠障碍。目前,评估老年人右上肢肌力3级,右下肢肌力3级。目前因家中老伴无法独立照料曹奶奶,通过社区智慧养老平台寻求帮助。(情境案例详情请扫二维码)

任务:

1. 请照护员为曹奶奶制订生活能力康复训练方案。
2. 请指导曹奶奶完成自主从仰卧位逐渐到床边坐起训练,每天2次,每次20分钟。
3. 根据康复训练情况,撰写1份反思报告。

任务6 平衡功能训练

任务情境

张奶奶,女,75岁,丧偶,退休前为某事业单位的会计,育有一儿一女,儿女孝顺。张奶奶平时有失眠症状,吃佐匹克隆控制。在家曾跌倒两次,第一次跌倒是在卫生间,造成左下肢胫骨骨折,现骨折已愈合,能正常负重行走。在第二次跌倒时因头部碰到桌子,昏迷了72小时,诊断为硬膜外出血,现意识已恢复正常,四肢活动可。但张奶奶害怕再跌倒而很少出门进行活动。

学习目标

1. 能选择合适的平衡功能训练方法给老年人进行平衡功能训练。
2. 掌握平衡的定义、分类以及平衡功能训练的原则、方法及注意事项。
3. 培养爱岗敬业、吃苦耐劳的职业精神及精益求精的工匠精神,具有耐心、爱心、细心、责任心的职业道德。

任务书

1. 指导老年人进行坐位平衡功能训练。
2. 指导老年人进行站立位平衡功能训练。

获取资讯

1. 在给老年人进行平衡功能训练时,重心为什么要由低到高?
2. 数字经济时代,平衡的评估与训练有哪些智慧化的手段?
3. 在实施平衡功能训练任务过程中,如何更好地保障老年人的安全?

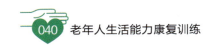

知识链接

一、核心概念

随着年龄的增大,老年人的运动能力相应减弱,从而出现平衡功能的问题,存在跌倒的风险。给其进行恰当、合适的平衡功能训练是非常必要的,既能提高其平衡功能,又能降低跌倒的风险,因此,不管老年人是否存在平衡功能障碍,都要为其进行平衡功能训练。

1. 平衡

平衡是指身体所处的一种稳定状态,并能在运动或受到外力作用时自动调整并维持姿势的一种能力。也就是说,当人体重心垂线偏离稳定的支持面时,能立即通过自主的或反射性的活动使重心垂线返回稳定的支持面内。

2. 平衡功能训练

平衡功能训练是指为提高老年人维持身体平衡能力所采取的各种训练措施。

3. 平衡的分类

人体平衡可以分为静态平衡和动态平衡两大类。

(1) 静态平衡:指的是人体或人体某一部分处于某种特定的姿势(如坐或站等)时保持稳定的状态。

(2) 动态平衡:包括自动态平衡与他动态平衡。自动态平衡指的是人体在进行各种自主运动,如由坐到站,或由站到坐等各种姿势间的转换运动时,能重新获得稳定状态的能力。他动态平衡指的是人体对外界干扰时(如推、拉等)产生反应,恢复稳定状态的能力。

二、基本知识

(一) 影响平衡能力的因素

1. 年龄因素

年龄是老年人跌倒风险的显著影响因素,老年人机体各器官功能随着年龄增长逐渐减退,感觉迟钝、行动迟缓、反应差。有研究表明,平衡能力与年龄的相关性成复杂的曲线关系。

2. 体型因素

有研究结果证实体重与姿势稳定性之间存在很强的关联性。目前,体重对平衡能力的影响主要有两个假说:一是由于较大体重的持续压迫,足底机械感受器超活化,导致足底敏感性下降。二是由于较大体重的身体及身体质量的分布比例需要一个更大的转动轴,导致了更大的重力矩。为了保持身体直立,必须有足够的肌肉力矩抵消重力矩,导致了姿势稳定性的下降。

3. 前庭器官因素

内耳迷路中除耳蜗外,还有三个半规管、椭圆囊和球囊,后三者合称为前庭器官,是人体对自身运动状态和头在空间位置的感受器。当躯体感觉和视觉信息输入均被阻断或输入异常时,前庭感觉输入在维持平衡中变得至关重要。

4. 本体感觉因素

本体感觉是指肌、腱、关节等运动器官本身在不同状态(运动或静止)时产生的感觉。本体感觉是直立时维持平衡的一个重要的感觉反馈的来源;此外,在老年个体中,平衡状态对于本体感觉的反馈表现敏感,特别是震动对肌腱的干扰、支持面的意外移动和在平板上的晃动。

5. 肌力因素

肌力对平衡能力的维持起着重要的作用,比如下肢肌力与人体直立的姿势稳定性有着密切关系,老年人增加下肢肌肉力量可以延缓平衡能力的下降；核心肌群（腹直肌、腹横肌、腹内外斜肌、竖脊肌、背阔肌等）的肌肉力量性训练能够提高人体在非稳态下的控制能力，增强平衡能力。

6. 视觉因素

在静态站立中，睁眼比闭眼时对下肢非对称负荷更小，表明视觉可以影响老年人下肢非对称负荷，而下肢负荷的非对称性可作为与年龄相关的平衡能力下降的早期诊断指标。另外，视觉在维持姿势稳定时具有方向特异性，对身体前后晃动的振幅影响最大。

7. 药物因素

精神类药物、心血管药物、降糖药、非甾体类抗炎药、镇痛剂、多巴胺类药物、抗帕金森病药及复合用药（多于4种）等可导致老年人头晕、乏力、共济失调等，进而影响其平衡能力，其中精神类药物与老年人跌倒的关联度最强。

8. 牙齿的健康状况因素

最近有研究表明，牙齿的咬合状况与身体平衡能力有关，部分或完全的咬合不良会导致平衡能力的下降，因此，保持牙齿的健康，尤其是老年人，或能在一定程度上预防跌倒。

（二）平衡功能训练的原则

（1）支撑面由大到小。
（2）稳定极限由大到小。
（3）重心由低到高。
（4）从睁眼到闭眼。
（5）从静态平衡到动态平衡。
（6）因人而异，综合训练，循序渐进，注意安全。

（三）平衡功能训练的方法

1. 坐位平衡功能训练

主要包括长坐位（大、小腿处于同一个平面）平衡训练和端坐位（大、小腿垂直）平衡训练。具体见表2-1-6-1任务实施流程。

2. 站立位平衡功能训练

当老年人坐位平衡、耐力改善后，就应该开始站立位平衡训练。训练时，老年人需要面对姿势镜，以了解自己的姿势，并且进行自我矫正及保持正确姿势。具体见表2-1-6-1任务实施流程。

三、任务实施

本任务为平衡功能训练，具体实施流程如表2-1-6-1所示。

表2-1-6-1 平衡功能训练任务实施流程

流程	任　务	示　范
工作准备	1. 环境准备：环境干净整齐，温、湿度适宜。 2. 照护员准备：着装整洁，用七步洗手法洗净双手。	 图2-1-6-1 任务场景图

(续表)

流程	任务		示范
	3. 老年人准备：老年人排尿后平卧于床上。		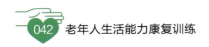
图2-1-6-2 训练物品
	4. 物品准备：完成本任务操作所需的所有的物品。		
沟通评估	1. 沟通：向老年人解释任务目的、照护操作的时间、关键步骤；讲解需要老年人注意和(或)配合的内容；询问老年人对操作过程是否存在疑问等。		沟通评估
	2. 评估：对老年人进行综合评估(可通过老年人和家属了解) (1) 全身情况(精神状态、饮食、二便、睡眠等) (2) 局部情况(肌力、肢体活动度等) (3) 特殊情况(视力、皮肤情况、感知觉等)		
实施过程	坐位平衡功能训练	1. 静态平衡功能训练 (1) 让老年人端坐于有靠背的椅子上，前面放一面姿势镜。 (2) 照护员指导老年人在无帮助的情况下能够坐稳，并保证老年人的安全。 (3) 指导老年人看着镜子调整自己的坐姿无倾斜。	平衡功能训练
		2. 动态平衡功能训练 (1) 照护员指导老年人取端坐位。 (2) 照护员坐于老年人正前方。 (3) 照护员将手伸于老年人身体左上方，让老年人触摸照护员的手。 (4) 如老年人能完成，照护员将手调整至老年人身体右上方，继续让老年人触摸照护者的手。 (5) 如老年人能完成，照护员可以将自己的手调整至老人前方的任意位置，让老人进行触摸。 (6) 照护员告知老年人，让老人自己坐稳，照护员会对老年人进行各个方向的推拉。 (7) 照护员推拉老年人从而破坏其平衡，诱发平衡反应，在这个过程中，要注意保护老年人的安全。	
	站立位平衡功能训练	1. 静态平衡功能训练 (1) 让老年人端坐于有靠背的椅子上，前面放一面姿势镜。 (2) 照护员在保证老年人安全前提下，指导老年人在无帮助的情况下自主站起。 (3) 指导老年人看着镜子调整自己的站姿无倾斜。	
		2. 动态平衡功能训练 (1) 照护员指导老年人取站立位。 (2) 照护员站于老年人正前方。 (3) 照护员将手伸于老年人身体左上方，让老年人触摸照护员的手。 (4) 如老年人能完成，照护员将手调整至老年人身体右上方，继续让老年人触摸照护员的手。	

（续表）

流程	任 务	示 范
	（5）如老年人能完成，照护员可以将自己的手调整至老年人前方的任意位置，让老年人进行触摸。 （6）照护员告知老年人，让老年人自己站稳，照护员会对老年人进行各个方向的推拉。 （7）照护员推拉老年人从而破坏其平衡，诱发平衡反应，在这个过程中，要注意保护老年人的安全。	
观察整理记录	1. 照护员随时观察老年人反应及感受，随时为老年人擦净汗液。 2. 发现异常立即停止。 3. 老年人表现有进步时应及时给予鼓励。 4. 洗手。 5. 记录（训练时间、内容，老年人感受、反应等）。	 图2-1-6-3 整理记录

课后拓展

马爷爷，大约一年前被诊断为帕金森综合征，开始服用左旋多巴，每日3次。这一年来老人病情逐渐恶化，在日常生活中更加需要家人的帮助。主要的症状表现为手的抖动、行动迟缓和僵硬。这一周，老人妻子因为生病住院了，其生活由临时请来的钟点工阿姨帮助。昨天，老人在家中跌倒，好在没有受伤。（情境案例详情请扫二维码）

任务：
1. 请照护员为马爷爷制订生活能力康复训练方案。
2. 请为马爷爷进行平衡功能训练，每天2次，每次20分钟。
3. 根据康复训练情况，撰写1份反思报告。

任务7 床椅转移训练

任务情境

王奶奶，70岁，患有骨质疏松症10余年，半年前突发脑梗死，导致右侧肢体偏瘫、口角歪斜、言语不清，生活不能自理。现老人已入住某养老机构，情绪非常低落，常常失眠。一周前，老人夜间独自起床如厕，未使用助行器，不慎摔倒，左肘部皮肤擦伤，表面有少量渗血。

学习目标

1. 能根据老年人情况，有针对性地指导偏瘫老年人主动完成床椅转移训练。当老年人不能完成主动转移活动时，能够教会老年人及家属进行辅助或被动床椅转移活动。

2. 掌握体位转移训练的定义、分类、基本原则及主要方法。
3. 培养爱岗敬业、吃苦耐劳的职业精神及精益求精的工匠精神,具有耐心、爱心、细心、责任心的职业道德。

任务书

1. 指导老年人完成辅助床椅转移训练。
2. 指导老年人完成主动床椅转移训练。

获取资讯

1. 什么情况下选择主动床椅转移训练?
2. 什么情况下选择辅助或被动床椅转移训练?
3. 根据床椅转移的原则与方法,思考怎样进行椅厕转移、椅盆转移,转移过程中如何保护老年人的安全与隐私。

知识链接

一、核心概念

1. 体位转移

体位转移是指人体从一种姿势转移到另一种姿势的过程,包括卧→坐→站→行走等。转移训练是为提高老年人体位转移能力而进行的训练,包括床上转移、卧坐转移、坐站转移、轮椅与床(椅)之间的转移等。

2. 转移训练

能完成体位转移是老年人恢复生活自理能力和活动能力的前提,因此,应尽早对老年人进行转移训练,教会其主动地完成翻身、由卧位到坐位、由坐位到立位等转移活动。当老年人不能主动完成转移活动时,则必须教会老年人及家属辅助的转移方法。如辅助转移也不能完成,可以借助人工或器械被动完成转移活动。本任务主要介绍床与轮椅之间的转移训练。

其中,主动床椅转移训练是指由老年人独自完成、不需他人帮助的由床上转移到轮椅上的方法;辅助床椅转移训练是指在治疗师、照护员或家属的帮助下,老年人通过主动努力而完成的由床上转移到轮椅上的方法。

二、基本知识

(一)转移前的准备训练

1. 主动转移前的准备训练

(1)肌力及平衡能力的训练

主动转移需要老年人具备良好的肌力及平衡能力。因此,应根据转移所需的能力,有针对性地对老年人进行转移前的准备训练。

① 能独自完成自我翻身训练。

② 能独自完成由卧位坐起的训练。

③ 能独自完成由坐位到站起的训练。

④ 能独自完成上肢支撑、下肢负重及床椅转移训练。

（2）教会老年人利用技巧转移，如利用摆动惯性、倾斜力、翻滚力以增加起身的动量。

2. 辅助转移前的准备训练

辅助转移需要老年人具备一定的肌力及平衡能力，照护员可按照主动转移前的准备训练指导老年人进行训练。此外，照护员在实施辅助转移前应向老年人解释转移的目的、方向、方法等。尽量取得老年人的配合，让老年人排空大小便，避免在转移过程中发生大小便失禁。

（二）床椅转移训练方法

1. 任务分析

床椅转移主要分为三个步骤：第一，抬起身体——用有力量的上肢即健侧上肢支撑身体使其抬离床面；第二，转移身体——在支撑起整个身体后，利用腰臀部及下肢力量将臀部转移至另一平面（床或轮椅）；第三，调整坐姿——利用上下肢的配合，调整坐姿至舒适位置。

（1）运动要素：此任务要求老年人至少能维持静态坐位平衡，骨盆可稍前倾或保持中立，髋关节能屈曲90度，上肢可用力调整并且支撑身体。

（2）训练顺序：根据老年人平衡功能的情况，可选择滑动转移、部分独立转移或他人协助下转移、完全转移三种能力层次的转移方法。随着老年人平衡功能的改善，可改变转移的方法。

（3）环境：宽敞的床面；高度合适的轮椅；可以使用的支撑物等。

（4）训练目标：使老年人能安全稳定地从坐位到站立再到坐位。

2. 训练方法

（1）能维持静态坐位平衡者使用滑动转移的方法

老年人坐在床边。轮椅放在老年人健侧，把将要转向的那一侧的轮椅扶手去掉，使椅面和床面在同一平面。老年人双足踩在地面上，臀部稍抬离床面并移向轮椅，同时健侧上肢扶住轮椅的另一侧，稍抬高臀部从床滑到轮椅上，调整坐姿至舒适体位。

（2）能维持动态坐位平衡，不能维持动态站立平衡者使用部分独立转移或他人协助下转移的方法

① 部分独立转移：老年人坐在床边，双足平放在地面上。将轮椅置于其健侧，与床呈30度～45度角，拉住刹车，卸下轮椅靠近床一侧的扶手，移开同侧脚踏板。健侧上肢置于远侧扶手，患侧下肢置于健侧下肢后方，身体稍向前倾，健侧上肢用力支撑，抬起臀部，以双足为支点，转移至轮椅，保证双足足够靠近后坐下。

② 他人协助下转移：具体转移方法详见表2-1-7-1之"辅助床椅转移"。

（3）能够维持动态站立平衡者使用完全站立转移的方法

老年人坐于床边，双足分开与肩同宽，双足平放在地面上。身体前倾，抬高臀部，健侧上肢根据身体平衡状况调整支撑力量，站立后以对角线调整位置至背对轮椅，坐下后调整坐姿至舒适体位。

三、任务实施

本任务为床椅转移训练，具体实施流程如表2-1-7-1所示。

表 2-1-7-1 床椅转移训练任务实施流程

流程	任 务	示范
工作准备	1. 环境准备：环境干净整齐，温、湿度适宜。 2. 照护员准备：着装整洁，用七步洗手法洗净双手。 3. 老年人准备：老年人已排尿，平卧于床上，且神志清楚，身体状况允许，愿意配合，着装合体，鞋子防滑。 4. 物品准备：适合老年人的轮椅、2个软枕、1条毛毯。	图 2-1-7-1 训练物品
沟通评估	1. 沟通：向老年人解释任务目的、照护操作的时间、关键步骤；讲解需要老年人注意和（或）配合的内容；询问老年人对操作过程是否存在疑问等。 2. 评估：对老年人进行综合评估（可通过老年人和家属了解） （1）全身情况（精神状态、饮食、二便、睡眠等） （2）局部情况（肢体活动情况等） （3）特殊情况（肌力、关节活动、平衡能力等）	沟通评估
实施过程	**辅助床椅转移** 1. 从床上向轮椅转移 （1）放下床挡，打开盖被，S形折叠放置于对侧或床尾。 （2）协助老年人坐起：嘱老年人健侧手握住患侧手放在胸腹前，将老年人双下肢移到床边，穿防滑鞋；照护员左手放在老年人右颈肩部，右手放在老年人左髋部，协助老年人坐起，整理衣物。 （3）摆放轮椅：确保老人能自己坐稳后，将轮椅推至老年人健侧床沿，使轮椅与床呈30度~45度角，固定刹车，向上抬起脚踏板。 （4）协助老年人站立：照护员嘱老年人健侧手握住患侧手，环抱住照护员颈肩部；照护员用与患侧相对的膝关节内侧，抵住老年人患侧膝关节的外侧；照护员两手臂穿过老年人腋下，环抱其腰部夹紧，两人身体靠近；照护员屈膝并嘱老年人抬臀、伸膝时同时站起。 （5）协助老年人转移至轮椅：照护员以自己身体为轴转动，将老年人移至轮椅上。 （6）调整舒适坐位：协助老年人调整靠椅坐稳；后背垫软枕；系好安全带；双脚放于脚踏板上，双腿盖上小毛毯。 2. 从轮椅向床上转移 （1）根据健侧转移原则，将轮椅摆于合适位置，使轮椅与床边呈30度~45度角。 （2）固定轮椅，协助老年人将双脚放于地上，脚踏板向上抬起，解开安全带。 （3）协助老年人转移至床边坐稳。转移过程中注意在老年人患侧保护。 （4）协助老年人躺下。 （5）协助老年人取舒适卧位。	辅助床椅转移
	主动床椅转移 1. 从床上向轮椅转移 （1）根据健侧转移原则，将轮椅摆于合适位置，使轮椅与床边呈30度~45度角。 （2）固定轮椅，向上抬起脚踏板。 （3）指导老年人在床边坐起。 （4）指导老年人转移至轮椅坐稳，转移过程注意在患侧保护。	主动从床到轮椅转移

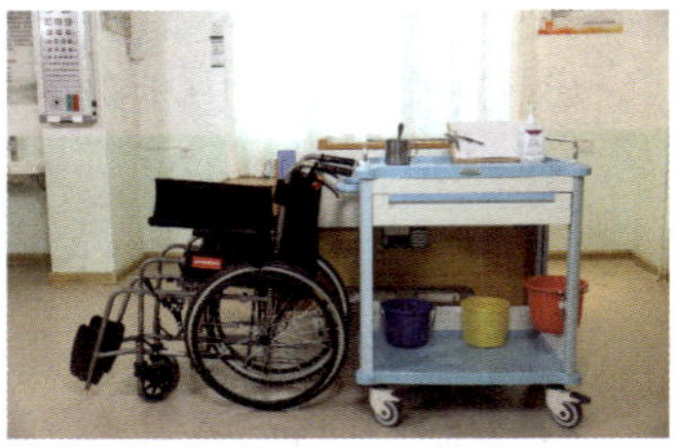

(续表)

流程	任 务	示 范
	（5）指导老年人调整为舒适坐姿，系好安全带，双脚放在脚踏板上。	
	2. 从轮椅向床上转移 （1）根据健侧转移原则，将轮椅摆于合适位置，使轮椅与床边呈 30 度～45 度夹角。 （2）固定轮椅，指导老年人将双脚放于地上，脚踏板向上抬起，解开安全带。 （3）指导老年人转移至床边坐稳。转移过程中注意在老年人患侧保护。 （4）指导老年人躺下。 （5）指导老年人取舒适卧位。	 主动从轮椅到床转移
观察整理记录	1. 照护员随时观察老年人反应及感受，随时为老年人擦净汗液。 2. 发现异常立即停止。 3. 老年人表现有进步时应及时给予鼓励。 4. 洗手。 5. 记录（训练时间、内容、老年人感受、反应等）。	图 2-1-7-2 整理记录

课后拓展

王奶奶，神志清楚，能交流，右侧肢体肌力正常，左上肢能抬起至胸部，左下肢能抬离床面，卧床为主，活动出行依赖轮椅，多数生活活动需要协助。王奶奶近来因疾病恢复慢，不能像以前一样弹钢琴、画画，非常苦闷。女儿工作繁忙无法照顾母亲，主要由保姆和居家护理员照护。（情境案例详情请扫二维码）

任务：
1. 请照护员为王奶奶制订生活能力康复训练方案。
2. 请照护员协助并指导保姆为王奶奶进行床椅转移训练，每天 2 次，每次 20 分钟。
3. 根据康复训练情况，撰写 1 份反思报告。

任务8　手杖步行训练

 任务情境

张爷爷，69 岁，中风后遗症半年，右侧偏瘫，经过康复治疗后站立稳定。老人生病前生活完全自理，平时比较喜欢自己散步。近期康复师使用四脚拐杖对张爷爷进行三点步行走训练，现嘱咐照护员今天上午协助老年人使用四脚拐杖复习三点步行走训练，并且教老人两点步来进行行走。

学习目标

1. 能指导老年人使用手杖进行三点步和两点步的训练。
2. 掌握步行的基本条件、两点步和三点步的基本概念、训练原则、安全知识及注意事项。
3. 培养爱岗敬业、吃苦耐劳的职业精神及精益求精的工匠精神,具有耐心、爱心、细心、责任心的职业道德。

任务书

1. 指导老年人进行手杖两点步步行训练。
2. 指导老年人进行手杖三点步步行训练。

获取资讯

1. 对于偏瘫老年人而言,是健侧手握住手杖,还是患侧手握住手杖,为什么?
2. 手杖三点步步行训练时,后迈出的健侧足一定要与患侧足平齐吗?为什么?
3. 在手杖步行训练任务实施的过程中,如何预防老年人跌倒以保障其安全?

知识链接

一、核心概念

直立行走是人区别于猿的重要标志,也是人类区别于其他动物的关键特征。步行是人类生存的基础,人类的社会活动离不开步行。许多因素都会对步行产生影响甚至造成步行功能障碍,给老人的日常生活带来很大的困难。所以,步行能力是老年人最迫切需要恢复的功能之一。

步行是指通过双脚交互移动来安全、有效地转移人体的一种活动,是上肢、躯干、骨盆、下肢各关节及肌群之间协调完成的周期性运动。步行的控制十分复杂,包括中枢控制、身体平衡和协调控制,涉及下肢各关节和肌肉的协同运动,也与上肢和躯干有关,任何环节的失调都可能影响步态,造成步行功能障碍。

二、基本知识

(一) 步行的条件

1. 肌力

肌力是完成关节运动的基础。为了保证步行的稳定,单侧下肢必须能够支撑体重的 3/4 以上(以 60 千克体重的正常成人为例,单腿必须能支撑 45 千克以上的体重),或者双下肢的伸肌(主要是指股四头肌、臀大肌等)肌力应达 3 级以上,才能保证另一下肢能够从容完成向前摆动的动作。

2. 平衡能力

步行时人的身体随着步行的速度不同,进行着复杂的加速与减速运动,为了保持平衡,人体重心必须垂直地落在支撑面的范围内,所以平衡能力是步行得以完成的基本保障。不同的步行环境对平衡有不同的要求:在室内的步行,平衡能力只需 2 级;一旦进行室外步行,平衡能力必须达到 3 级。因为个人无法控制外在环境的变化,如路面凹凸不平、车水马龙等,所以步行者必须具有一定的抗阻和调节平衡能力,以适应环境的变化。

3. 协调能力及肌张力均衡

为了保证双下肢各关节在步行过程的不同时期发挥正常作用,多组肌群必须共同参与、互相配合,这也是完成正常步行的必备条件。

4. 感觉功能及空间认知功能

感觉是运动的基础,任何运动都是在感觉反馈的基础上进行的,特别是本体感觉直接影响步行的进行。步行中上、下肢各关节所处的位置,落步时的步幅及深浅、高低等均直接影响步行完成的质量。

5. 中枢控制

中枢控制是指中枢神经系统在对多种感觉信息进行分析整合以后,下达的运动指令,任何原因导致的中枢神经系统的损伤或破坏都会影响对步行的调控,产生异常步态,甚至造成步行障碍。

(二) 手杖步行训练的方法

1. 三点步

三点步,即老年人使用手杖时,先伸出手杖,再迈患侧足,最后迈健侧足的步行方式。如图 2-1-8-1 所示。此种步行方式因迈健侧足时有手杖和患侧足两点起支撑作用,因此稳定性较好,除一些下肢运动障碍的老人常采用外,大部分偏瘫老年人也喜欢采用此种步态。

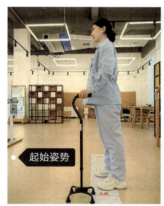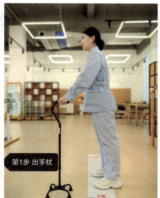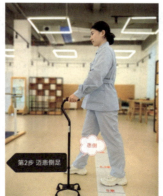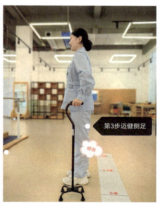

图 2-1-8-1 手杖步行训练三点步示意图

根据健侧足与患侧足的相对位置,可将手杖三点步类型分为后型、并列型及前型。

(1) 后型:健侧足迈出的步幅较小,健侧足落地后足尖在患侧足足尖之后。步行稳定性好,恢复早期老年人常用此种步行方式。

(2) 并列型:健侧足落地后足尖与患侧足足尖在一条横线上。

(3) 前型:健侧足迈出的步幅较大,健侧足落地后足尖超过患侧足足尖。此类型步行速度快但稳定性最差。

2. 两点步

老年人使用手杖时,手杖和患侧足同时伸出并支撑体重,再迈出健足,手杖与患侧足作为一点,健侧足作为一点,交替支撑体重,称为两点步。如图 2-1-8-2 所示。此种步行速度快,有较好的实用价值,当老年人具有一定平衡能力或是较好地掌握三点步后,可进行两点步训练。

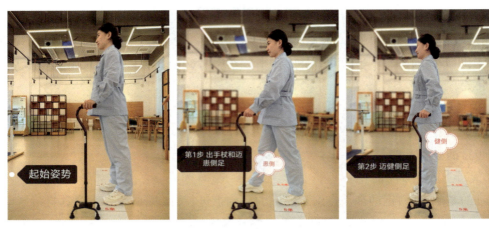

图 2-1-8-2　手杖步行训练两点步示意图

三、任务实施

本任务为手杖步行训练，具体实施流程如表 2-1-8-1 所示。

表 2-1-8-1　手杖步行训练任务实施流程

流程	任 务	示 范
工作准备	1. 环境准备：环境干净整齐，温、湿度适宜。 2. 照护员准备：着装整洁，用七步洗手法洗净双手。 3. 老年人准备：老年人排尿后坐于床上。 4. 物品准备：手杖、安全腰带、记录单、笔等。	图 2-1-8-3　任务场景图 图 2-1-8-4　训练物品
沟通评估	1. 沟通：向老年人解释任务目的、照护操作的时间、关键步骤；讲解需要老年人注意和（或）配合的内容；询问老年人对操作过程是否存在疑问等。 2. 评估：对老年人进行综合评估（可通过老年人和家属了解） （1）全身情况（精神状态、饮食、二便、睡眠等） （2）局部情况（肌力、肢体活动度等） （3）特殊情况（视力、血压、平衡能力等）	沟通评估
实施过程	1. 训练前准备 （1）检查手杖。 （2）调整手杖高度。 （3）为老年人系上保护腰带。 （4）为老年人讲解、示范训练内容。	手杖步行训练

（续表）

流程	任　务	示范
实施过程	2. 手杖三点步步行训练 （1）照护员使用手杖进行三点步步行的演示，直至老年人基本明白。 （2）照护员指导老年人先伸手杖。 （3）照护员指导老年人迈患侧足。 （4）照护员指导老年人迈健侧足。 （5）老年人了解三点步的基本要素后，进行连贯的步行训练。 3. 手杖两点步步行训练 （1）照护员使用手杖进行两点步步行的演示，直至老年人基本明白。 （2）照护者指导老年人同时伸出手杖和患侧足并支撑体重。 （3）照护员指导老年人迈出健侧足。 （4）老年人了解了两点步的基本要素后，进行连贯的步行训练。	
观察整理记录	1. 照护员随时观察老年人反应及感受，随时为老年人擦净汗液。 2. 发现异常立即停止。 3. 老年人表现有进步时应及时给予鼓励。 4. 洗手。 5. 记录（训练时间、内容，老年人感受、反应等）。	 图2-1-8-5 整理记录

课后拓展

王奶奶，右侧肢体活动不灵，左侧肢体活动尚可，无法独立行走，日常以轮椅代步。日常沟通交流基本正常，生活需要协助，无法独立进行进食、穿衣、上下床、如厕等。王奶奶看隔壁的刘奶奶可以使用手杖进行短距离行走，自己却只能坐轮椅，感觉自己很没用，闷闷不乐的。（情境案例详情请扫二维码）

任务：
1. 请照护员为王奶奶制订生活能力康复训练方案；
2. 请为王奶奶进行手杖行走训练，每天2次，每次30分钟；
3. 根据康复训练情况，撰写1份反思报告。

任务9　助行架行走训练

任务情境

刘爷爷，70岁，与老伴居住在健康苑小区某栋4楼，工厂退休职工，退休金3500元/月。高血压病史10年。育有一儿，在外地工作，不能经常陪伴老人。2个月前刘爷爷因突发脑梗死致左侧肢体偏瘫入院治疗，老伴年事已高，无法照料刘爷爷，刘爷爷出院后入住小区附近的为老服务综合体，希望照护人员给予其助行架行走训练指导，每天2次。

学习目标

1. 能指导老年人进行助行架行走训练。
2. 学会助行架训练的三步法和四步法。
3. 培养尊老、助老、护老的职业精神及精益求精的工匠精神,具有耐心、爱心、细心、责任心的职业道德。

任务书

1. 指导老年人进行助行架三步法行走训练。
2. 指导老年人进行助行架四步法行走训练。

获取资讯

1. 对于偏瘫老年人而言,使用手杖与使用助行架进行行走,有何优缺点?为什么?
2. 助行架行走训练,三步法与四步法哪种更适合老年人?为什么?
3. 在实施助行架行走训练任务过程中,可通过什么样的方式更有效地让老年人掌握关键技能点?

知识链接

一、核心概念

助行架又称讲坛架或 Zimmer 架,是一种三边形(前面或后面和左右两侧)的金属框架,没有轮子,用手柄和支脚提供支撑的步行辅助用具,分为折叠式和固定式。

二、基本知识

(一)助行架行走训练适用范围

(1)单侧下肢无力或截肢,需要比单臂操作助行器获得更大支持的,如患老年性骨关节炎或股骨骨折愈合后。

(2)全身或双下肢肌力降低或协调性差,需要独立、稳定站立者,如患多发性硬化症或帕金森病。

(3)需要广泛支持,以帮助活动和建立自信心的,如用于长期卧床或患病的老年人。

(二)助行架行走训练的目的

保持立位身体平衡、支撑体重、训练行走、增强肌力。

(三)助行架行走训练的方法

1. 三步法

(1)起始姿势:老年人双手握住助行架,双脚站立于助行架框架内,足跟与助行架两后脚基本平齐。

(2)第一步:提起助行架,放置于身前一臂远的地方。

(3)第二步:向前迈出患侧或肌力较弱的下肢,足跟落在助行架两后脚连线稍前侧或基本平齐处。

(4)第三步:迈出健侧腿,站稳恢复至起始姿势。

（5）重复第一、二、三步。如图2-1-9-1所示。

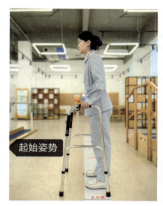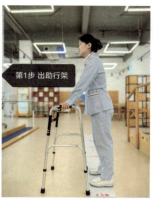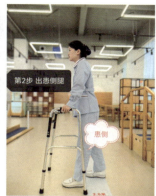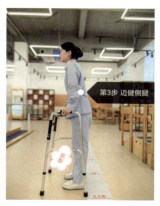

图2-1-9-1　助行架行走训练三步法

2. 四步法

（1）起始姿势：老年人双手握住助行架，双脚站立于助行架框架内，足跟与助行架两后脚基本平齐。

（2）第一步：健侧手助行架向前送出一步。

（3）第二步：患侧下肢向前迈半步。

（4）第三步：患侧手助行架向前送出一步。

（5）第四步：健侧下肢向前迈半步。

（6）重复第一、二、三、四步。如图2-1-9-2所示。

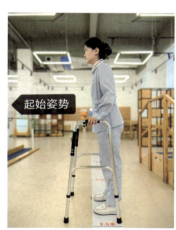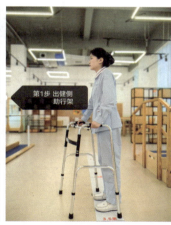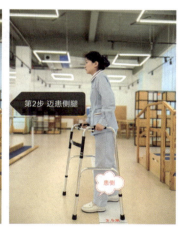

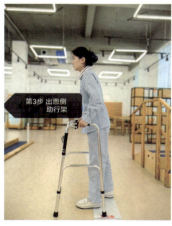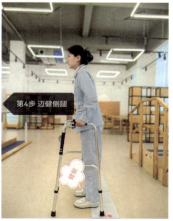

图2-1-9-2　助行架行走训练四步法

三、任务实施

本任务为助行架行走训练,具体实施流程如表2-1-9-1所示。

表2-1-9-1 助行架行走训练任务实施流程

流程	任务	示范
工作准备	1. 环境准备:环境干净整齐,温、湿度适宜。 2. 照护员准备:着装整洁,用七步洗手法洗净双手。 3. 老年人准备:老年人排尿后坐于床上。 4. 物品准备:助行架、安全腰带、记录单、笔等。	图2-1-9-3 任务场景图 图2-1-9-4 训练物品
沟通评估	1. 沟通:向老年人解释任务目的、照护操作的时间、关键步骤;讲解需要老年人注意和(或)配合的内容;询问老年人对操作过程是否存在疑问等。 2. 评估:对老年人进行综合评估(可通过老年人和家属了解) (1) 全身情况(精神状态、饮食、二便、睡眠等) (2) 局部情况(肌力、肢体活动度等) (3) 特殊情况(老年人穿着、平衡能力、助行架性能等)	操作视频 沟通评估
实施过程	1. 调整助行架高度 (1) 自然站立,股骨大转子到地面的高度即为助行架扶手的高度。 (2) 自然站立,屈肘30度~40度,腕背伸约25度,小趾前外侧15厘米处到手掌面的距离,即为助行架的高度。如图2-1-9-5所示。 2. 示范并指导老年人进行助行架行走训练 (1) 三步法 ① 指导老年人双手握住助行架,双脚于助行架两后脚连线稍前侧站稳。	图2-1-9-5 助行架高度 操作视频 助行架检查及准备

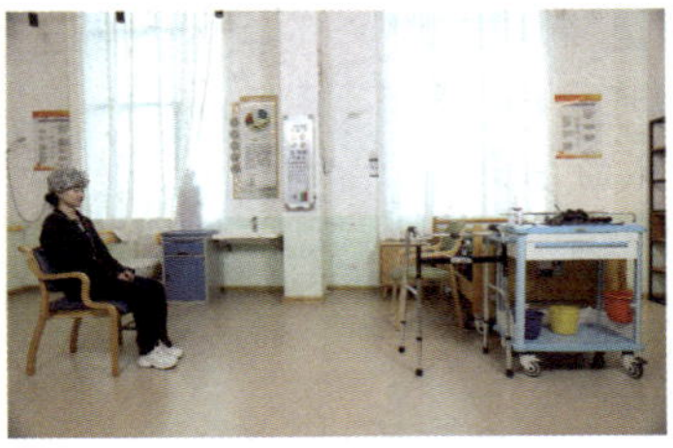

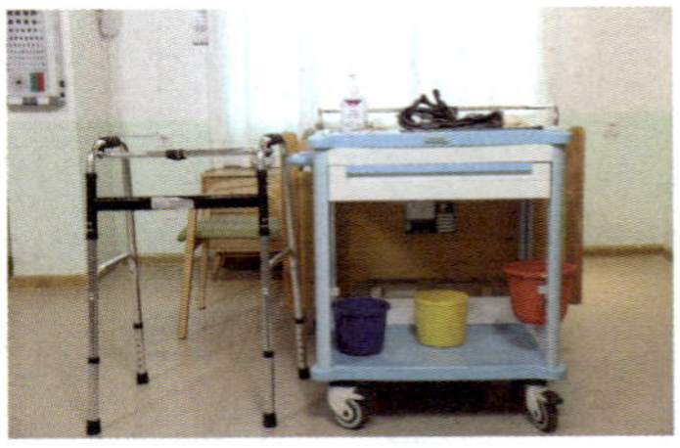

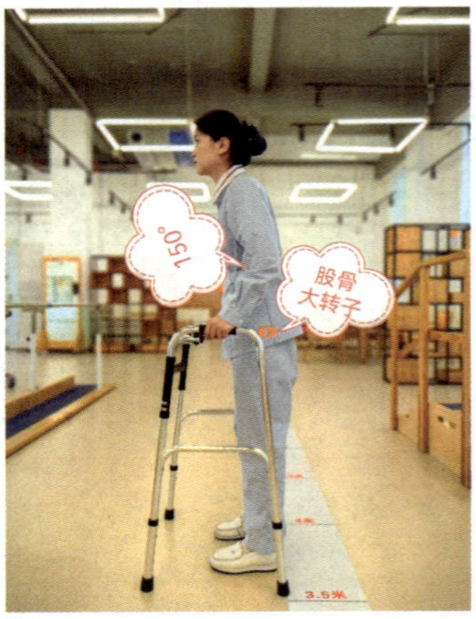

（续表）

流程	任务	示范
实施过程	② 提起助行架，放置于身前一臂远的地方。 ③ 向前迈出患侧或肌力较弱的腿，足跟落在助行架两后腿连线稍前侧。迈出健侧腿，站稳，恢复起始姿势。 ④ 重复②③。 （2）四步法 ① 指导老年人双手握住助行架，双脚于助行架两后脚连线稍前侧站稳。 ② 健侧手将助行架向前送出一步，患侧下肢向前迈半步，患侧手将助行架向前送出一步，健侧下肢向前迈半步。 ③ 重复②。	操作视频 助行架行走训练
	3. 训练结束后 （1）整理用物，协助老年人回到床边休息。 （2）询问老年人感受，叮嘱老年人如有不适，请及时告知。 （3）询问老年人的接受度、锻炼后反应及效果。 （4）预约下一次锻炼时间。	
观察整理记录	1. 照护员随时观察老年人反应及感受，随时为老年人擦净汗液。 2. 发现异常立即停止。 3. 老年人表现有进步时应及时给予鼓励。 4. 洗手。 5. 记录（训练时间、内容，老年人感受、反应等）。	图2-1-9-6 整理记录

课后拓展

李爷爷1个月前因跌倒住院，诊断为脑梗死，出院后，子女请了住家保姆以及居家上门护理员照顾老人。目前老人神志清楚，能交流，右侧肢体欠灵活，左侧肢体正常，可在协助下行走、坐轮椅活动。（情境案例详情请扫二维码）

任务：

1. 请照护员为李爷爷制订生活能力康复训练方案。

2. 指导李爷爷使用助行架进行步行训练，每天2次，每次30分钟。

情境案例

3. 根据康复训练情况，撰写1份反思报告。

项目二

老年人自理能力康复训练

任务 1　穿脱衣物训练

任务情境

王爷爷，86 岁，3 年前突发脑出血，因家庭照顾困难，现入住某养老机构。老人能正常沟通，喜饮浓茶，可坐于轮椅上，左侧偏瘫，右侧肢体能活动，无法自行穿脱衣物。

作为王爷爷的照护员，请于上午 9 点、下午 3 点对老年人进行穿脱开襟衫训练。

学习目标

1. 能评估老年人肢体活动能力、认知能力、言语沟通能力。
2. 能口述穿脱衣物训练步骤及注意事项。
3. 能指导老年人正确有效地完成穿脱衣物。
4. 用充分的爱心、耐心及专业的态度与老年人沟通，取得配合。

任务书

1. 指导老年人穿开襟衫训练。
2. 指导老年人脱开襟衫训练。

获取资讯

1. 如何指导老年人穿开襟衫？
2. 如何指导老年人脱开襟衫？
3. 日常生活中，老年人衣物除了有开襟衫，还有套头衫、裤子、鞋袜等，作为照护员，该如何指导其完成套头衫、裤子、鞋袜等的穿脱呢？

知识链接

一、核心概念

穿脱衣物包括穿脱上衣、下衣、鞋子、袜，以及矫形器、假肢等。这里主要介绍穿脱常规衣物的常见训练方法。穿脱衣物是日常生活中不可缺少的动作，穿脱衣物训练能增强老年人的协调功能。指导老年人进行穿脱衣物训练时，应选择宽大柔软衣物，方便老年人练习穿脱。训练前要全面准确地评估老年人的坐位及站位平衡能力，以免老年人在训练时发生跌倒等意外事件。

二、基本知识

（一）穿脱上衣

穿脱上衣是指穿上和脱下一套上衣，这里主要包括套头衫和开襟衫。

1. 运动要素分析

穿脱上衣训练，需要老年人具备不同程度的静态和动态的坐位平衡、头颈部和躯干控制能力及上肢功能等。

2. 环境要素分析

老年人坐在稳定的椅子上或硬床沿，椅子或床的高度能够让脚踩实地面，屈髋屈膝90度。

3. 训练目的

让老年人能够重新学会穿脱上衣的运动顺序和运动构成。在照护员的协助和指导下，尽可能使患肢实现参与最大化，实现从支撑到做到动作稳定，再到最终能够独立完成。

4. 训练的方法

（1）穿套头衫

① 老年人准备穿衣服：将套头衫放在大腿上；衣服后片朝上，领子朝远端。

② 照护员控制老年人的胸和背，帮助老年人保持坐姿。

③ 指导老年人先穿患侧再穿健侧：健侧协助患侧手从患侧袖孔处伸入至衣袖上端，按前臂、肘部、上臂、肩部依次穿好患侧衣袖；指导老年人将健侧手从衣服下开口伸入衣袖，穿好健侧衣袖。

④ 嘱老年人低头，一手握住衣身背部的下开口至领口部分，从前面套入头部。

⑤ 向下拉平，整理衣服平整无皱褶。

（2）脱套头衫

将老年人套头衫的前下端向上拉至胸部，后下端拉至后侧颈部，嘱老年人低头，从背后向前从头部脱下领口，脱下健侧衣袖，再脱下患侧衣袖。不违背原则的情况下，可采取其他顺序。

（3）穿脱开襟衫

见表2-2-1-1。

（二）穿脱裤子

穿脱裤子包括穿上裤子和脱下裤子。

1. 运动要素分析

穿脱裤子训练，需要老年人具备不同程度的坐位和站位平衡，下肢负重，躯干前屈，髋关节屈曲、外展和外旋等。

2. 环境要素分析

仰卧位穿脱裤子，要求床上的垫子牢固，老年人脚可以负重；坐位穿脱裤子，要求椅子稳固，或是在有平滑边缘的床边,床的高度要能让老年人的双脚踩实地面,髋关节屈曲至少90度;站位穿脱裤子,需要依靠墙壁或者扶手,在站位下进行穿脱裤子。

3. 训练目的

此任务的训练目的是让有需要的老年人使用仰卧位、坐位来重新学习穿脱裤子的程序和基本要素;防止老年人下肢的异常反应,如伸肌共同运动。

4. 训练的方法

根据老年人不同的平衡能力和下肢力量,主要有仰卧位穿脱裤子、坐位穿脱裤子两种方法,但两者都需要安全环境的支持。

(1) 仰卧位穿脱裤子训练

适用于不能维持静态坐位平衡、下肢徒手肌力2级以下的老年人。具体如图2-2-1-1所示。

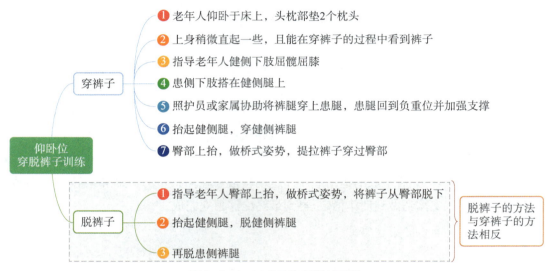

图2-2-1-1 仰卧位穿脱裤子训练

(2) 坐位穿脱裤子训练

适用于能够平稳坐起和站立的老年人。具体如图2-2-1-2所示。

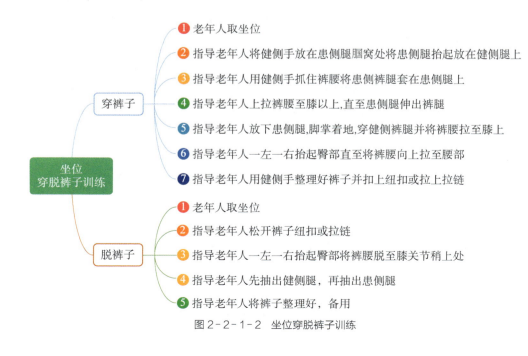

图2-2-1-2 坐位穿脱裤子训练

(三)穿脱鞋袜

穿脱鞋袜训练时,要根据老年人的动态坐位平衡能力,选择坐在有扶手的椅子上或床边完成此任务,应选择穿脱方便的鞋袜,并将鞋袜放在容易拿到的地方。对于膝关节屈曲功能障碍或腰部活动受限的老年人,可以借助穿鞋器、穿袜器等辅助器具来完成。如果老年人单手不能系鞋带,照护员可以在康复治疗师的指导下根据情况对鞋子进行改良。建议老年人穿套头鞋或搭扣、带扣式鞋,方便穿脱。穿脱鞋袜训练具体如图 2-2-1-3 所示。

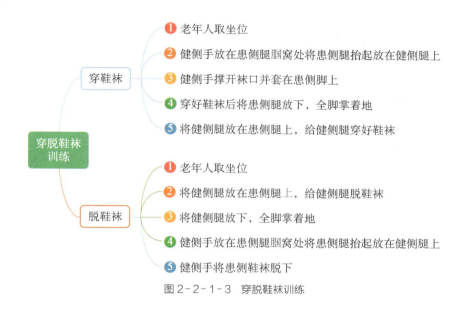

图 2-2-1-3　穿脱鞋袜训练

三、任务实施

本任务为穿脱衣物训练,任务实施以指导老年人穿脱开襟衫训练为例,具体实施流程如表 2-2-1-1 所示。

表 2-2-1-1　穿脱开襟衫训练任务实施流程

流程	任　务	示范
工作准备	1. 环境准备:环境安全、安静、整洁;温、湿度适宜。	
	2. 照护员准备:掌握评估老年人肢体活动能力、认知能力、言语沟通能力的技能;掌握指导老年人穿脱衣物训练技能。	图 2-2-1-4　任务场景图
	3. 老年人准备:一般情况良好、情绪稳定,能独立坐在椅子上,积极配合。	
	4. 物品准备:大小合适的衣物、记录本、签字笔、手消毒液等。	图 2-2-1-5　训练物品

(续表)

流程	任 务	示 范
沟通评估	1. 沟通：向老年人解释任务目的、照护操作的时间、关键步骤；讲解需要注意和（或）配合的内容；询问老年人对操作过程是否存在疑问等。 2. 评估：对老年人进行综合评估（可通过老年人和家属了解） （1）全身情况（精神状态、饮食、二便、睡眠等） （2）局部情况（肌力、肢体活动度等） （3）特殊情况（平衡能力、头颈部活动能力等）	操作视频 沟通评估
实施过程	1. 穿开襟衫 （1）照护员站在老年人患侧，指导老年人先穿患侧，再穿健侧。 （2）照护员指导老年人用健侧手辅助患侧手穿入衣袖，并将衣领拉至患侧肩。 （3）老年人低头，照护员指导老年人用健侧手由颈后抓住衣领将衣服拉向健侧肩。 （4）照护员指导老年人将健侧手穿入另一侧衣袖。 （5）照护员指导老年人系好纽扣并进行整理。 （6）训练过程中，及时给予老年人鼓励。 （7）照护员应随时观察、询问老年人有无不适，发现异常立即停止并通知医护人员。	操作视频 穿开襟衫训练
	2. 脱开襟衫 （1）照护员站在老年人健侧，指导老人先脱健侧，再脱患侧。 （2）照护员指导老年人解开衣扣。 （3）照护员指导老年人用健侧手从胸前抓住衣领，先脱患侧一半衣袖，使肩露出。 （4）照护员指导老年人脱健侧衣袖。 （5）照护员指导老年人用健侧手将患侧衣袖脱出，完成脱衣动作。 （6）训练过程中，及时给予老年人鼓励。 （7）照护员应随时观察、询问老年人有无不适，发现异常立即停止并通知医护人员。	操作视频 脱开襟衫训练
观察整理记录	1. 照护员随时观察老年人反应及感受，随时为老年人擦净汗液。 2. 发现异常立即停止。 3. 老年人表现有进步时应及时给予鼓励。 4. 洗手。 5. 记录（训练时间、内容，老年人感受、反应等）。	图2-2-1-6 整理记录

课后拓展

吴奶奶神志清楚，言语欠流利，记忆力、计算力、定向力、逻辑思维能力有下降。左侧肢体基本正常，右侧肢体能抬离床面，卧床为主，情绪低落。目前老人翻身、起坐、穿脱衣物、洗漱、进食、床-轮椅转移均需协助。（情境案例详情请扫二维码）

任务：

1. 请照护员为吴奶奶制订生活能力康复训练方案。
2. 请为吴奶奶进行穿脱衣物训练,每天2次,每次20分钟。
3. 根据康复训练情况,撰写1份反思报告。

任务 2　进食用餐训练

任务情境

刘奶奶,80岁,5年前突发脑血栓,现入住某养老机构。刘奶奶能正常沟通,可坐于轮椅上,右侧偏瘫,左侧肢体能活动,需要协助进餐,进食速度较慢,经常将饭菜含在嘴里不下咽,并偶有呛咳现象。一周前行食道X线检查未发现异常。

作为刘奶奶的照护员,请于上午10点、下午3点对刘奶奶进行进食用餐训练。

学习目标

1. 能评估老年人吞咽能力、肢体活动能力、认知能力、言语沟通能力。
2. 能口述进食用餐训练步骤及注意事项。
3. 能正确有效地完成进食用餐训练指导。
4. 能具备爱心、耐心及专业的态度与老年人沟通,取得配合。

任务书

1. 掌握进食用餐之间接训练法。
2. 掌握进食用餐之直接训练法。

获取资讯

1. 根据老年人的病情,如何完成老年人进食用餐的风险预测?
2. 根据进食用餐的方法,如何训练老年人完成进食用餐?
3. 在实施进食用餐训练任务时,如何有效保证老年人的进食安全?

知识链接

一、核心概念

1. 吞咽

吞咽是一个由一系列动作按一定顺序完成的定型化过程,并需要暂时关闭呼吸道,以便食物通过咽喉部进入食管而避免发生误吸。吞咽动作既可以是大脑皮层随意控制的活动,也可以是脑中枢独立诱发反射的结果。

2. 进食

包括:(1)吃食物,使用筷子或勺子将食物从碗或盘送入口中并咀嚼咽下。(2)喝水,使用单手或双手将容器内的液体送入口中并吞咽。

二、基本知识

(一) 运动要素分析

坐位平衡;全身耐力;踝、膝、髋、头部、颈部姿势控制;胸椎向上挺直;骨盆略微前倾或保持中立。

(二) 环境要素分析

根据老年人的坐位平衡和耐力情况,选择是否有靠背、扶手、安全带的基座稳定的椅子。椅子的高度须恰好使老年人能将双脚平放在地面上,髋、膝关节屈曲 90 度。建议加装稳定的桌板,以帮助老年人支撑前臂,防止肩关节脱位,让老年人更具安全感。

(三) 训练目的

(1) 防止老年人口腔和咽部肌群废用性萎缩。

(2) 减少鼻饲,增加老年人营养。

(3) 减少老年人吸入性肺炎的发生。

(4) 提高老年人吞咽反射的灵活性。

(5) 改善老年人摄食和吞咽能力。

(四) 训练方法

1. 直接训练法

(1) 进食体位训练:根据老年人身体状况、饮食特点及吞咽障碍的程度选择。坐位:只要病情允许,老年人应取坐位进食。在此状态下,老年人全身放松,头部略向前倾,颈部微弯曲,使舌骨肌的张力增高,喉上抬,食物容易进入食管。半卧位:如老年人不能坐起,则可取仰卧位将床摇起,老年人头部前屈,进食时食物不易从口中漏出,有利于食团向舌根运送,还降低向鼻腔逆流及误咽的风险。

(2) 食物选择指导:根据老年人饮食特点及吞咽障碍的程度,选择营养丰富,易消化,色、香、味俱佳的食物。为防止食物误入气道,让食物易于在口腔内移送和吞咽,所选食物应柔软,密度与性状均一,不易松散,有一定的黏度,能够变形,从而顺利通过口腔和咽部,不易粘在黏膜上。

(3) 一口量选择指导:一口量即每次摄食入口的吞咽量。正常成人约 20 毫升;对老年人应以少量试之,一般从 3~5 毫升开始,酌情逐步增加。

(4) 食物在口中位置:应将食物放在健侧舌后部或健侧颊部。

(5) 吞咽法选择:①空吞咽与吞咽食物交替进行。可在一次吞咽食团后,再做几次空吞咽,使口腔中无残留食物后再进食;此外,还可在进食吞咽后再饮少量水(1~2 毫升),以促进口腔内食物残渣的清理,防止误吸、误咽的发生。②侧方吞咽。吞咽时头侧向健侧肩部,可防止食物残留在一侧梨状隐窝内,尤其适合偏瘫的老年人。③点头样吞咽。在每次吞咽时,配合头前屈、下颌内收如点头样的动作,以加强对气道的保护,利于食物进入食道。

2. 间接训练法

(1) 口唇运动:让老年人发单音进行训练,如张口发"a"音,嘴角向两侧运动发"i"音,然后再发"u"音。也可以通过吹蜡烛、吹口哨、缩唇、微笑等来促进唇的运动,强化唇的力量。

(2) 颊部运动:老年人鼓腮,随呼气轻轻将气吐出。也可以模仿吸吮动作,体验吸吮的感觉。

（3）舌部运动：老年人将舌头向前伸出，然后左右运动摆向口角。再用舌尖舔下唇、上唇，按压硬腭部，重复运动20次。

（4）冰刺激训练：用冰棉签棒轻触老年人咽后壁、腭弓、舌根等部位，交替刺激，然后让老年人做空吞咽动作。

（5）门德尔松手法：指导老年人先进食少量食物，然后咀嚼、吞咽，在吞咽的瞬间用拇指和食指顺势将喉结上推至最高位，维持2～3秒，然后完成吞咽，再放松、呼气。

（6）屏气—发声训练：老年人坐在椅子上，双手支撑椅面做推压运动和屏气，然后突然松手，声门打开，呼气、发声。

三、任务实施

本任务为指导老年人进食用餐训练，具体实施流程如表2-2-2-1所示。

表2-2-2-1 进食用餐训练任务实施流程

流程	任务	示范
工作准备	1. 环境准备：环境安静整洁；温、湿度适宜，空气清新、无异味。 2. 照护员准备：掌握评估老年人吞咽能力、肢体活动能力、认知能力、言语沟通能力，指导老年人进食用餐训练的技能。 3. 老年人准备：一般情况良好、情绪稳定，能平卧或坐于床上，积极配合。 4. 物品准备：餐具、食物、水杯、跨床小桌、记录本、签字笔、手消毒液等。	图2-2-2-1 任务场景图 图2-2-2-2 训练物品
沟通评估	1. 沟通：向老年人解释任务目的、照护操作的时间、关键步骤；讲解需要注意和(或)配合的内容；询问老年人对操作过程是否存在疑问等。 2. 评估：对老年人进行综合评估（可通过老年人和家属了解） （1）全身情况（精神状态、饮食、二便、睡眠等） （2）局部情况（肌力、肢体活动度等） （3）特殊情况（口腔情况、吞咽功能等）	沟通评估
实施过程	间接训练法：1. 帮助摆放便于训练的体位。 2. 口唇运动训练：呼吸运动、唇部运动、舌部运动、面颊运动等。 3. 吸吮训练：运用正确方法，训练老年人吸吮能力。 4. 其他训练：运用正确方法，对老年人进行冰刺激训练、反复吞咽训练、轮换吞咽训练、健侧吞咽训练、屏气—发声训练等。（可选择其中的2～3种进行）	间接训练

（续表）

流程	任务		示范
实施过程	直接训练法	1. 进食体位选择 （1）半卧位训练：如老年人不能坐起，则可取30～45度的半卧位，头部前屈。照护员把糊状食物推至老年人健侧舌后方，以利于食物向咽部运送。 （2）坐位训练：老年人取坐位，头稍前屈位，如果头部能转向瘫痪侧80度，可使健侧咽部扩大，便于食物进入。 2. 食物选择 （1）选择易于在口腔内移送和吞咽的食物，防止食物误入气道。 （2）选择营养丰富，易消化，色、香、味俱佳的食物。 （3）选择的食物应柔软，密度与性状均一；不易松散，有一定的黏度；能够变形，有助于顺利通过口腔和咽部；不易粘在黏膜上。 3. 食量选择 提倡一口量，正常成人约20毫升，对老年人应以少量试之，一般从3～5毫升开始，酌情逐步增加进食量。 4. 训练过程中询问老年人感受，如无不适，再重复以上动作，持续训练30分钟。	操作视频 直接训练
观察整理记录		1. 照护员随时观察老年人反应及感受，随时为老年人擦净汗液。 2. 发现异常立即停止。 3. 老年人表现有进步时应及时给予鼓励。 4. 洗手。 5. 记录（训练时间、内容、老年人感受、反应等）。	图2-2-2-3 整理记录

课后拓展

李爷爷，神志清楚，交流正常。左侧肢体功能尚可，右侧肢体活动不灵活，消瘦，四肢无力，右手部功能差，常有抖动，刚拔除鼻饲管，卧床为主，可坐轮椅活动。目前喂食为主，饮水偶有呛咳。（情境案例详情请扫二维码）

任务：

1. 请照护员为李爷爷制订生活能力康复训练方案。
2. 指导李爷爷进行进食用餐训练，每天2次，每次30分钟。
3. 根据康复训练情况，撰写1份反思报告。

任务3　大小便控制训练

任务情境

罗奶奶,76岁,小学文化,退休工人,丧偶。因家庭照护困难,入住医养中心501房间6床。老人发生脑梗死恢复后,左侧肢体活动欠灵活,右侧肢体活动自如,经常在去厕所的途中憋不住尿湿裤子。老人因此闷闷不乐,觉得自己老了,没用,不愿和别人说话。作为罗奶奶的照护员,请给罗奶奶进行大小便控制训练即盆底肌康复训练,一天2次。

学习目标

1. 能指导老年人,尤其是老年女性进行盆底肌功能训练。
2. 能说出盆底肌肌纤维的种类、功能特点及相应训练方法。
3. 具备与老年人良好沟通的能力。

任务书

1. 掌握盆底慢缩肌纤维肌力训练的方法。
2. 掌握盆底快缩肌纤维肌力训练的方法。

获取资讯

1. 盆底功能障碍发生的原因是什么?
2. 盆底肌的功能解剖是怎样的?盆底两类肌纤维的功能特点是什么?
3. 作为照护员,如何有效指导老年人进行盆底肌功能训练?

知识链接

一、核心概念

1. 排泄

排泄是指人体将废物排出体外的生理活动过程,是人体的基本需要之一,也是维持生命的必要条件之一。人体排泄废物的途径有皮肤、呼吸道、泌尿道及消化道。其中泌尿道与消化道是主要的排泄途径,因此排泄障碍主要包括排尿功能障碍与排便功能障碍,盆底功能障碍是其主要诱因之一。本任务就是针对老年人,尤其是老年女性排泄障碍进行大小便控制训练。

2. 盆底功能障碍

盆底功能障碍是指盆底无法完成其对盆腔器官的支持作用或不能支持这些器官发挥正常的功能。

这些功能障碍可能累及一个或多个器官,从而导致盆腔痛、盆腔器官脱垂、大小便失禁、排空障碍以及性功能障碍等一系列症状。

二、基本知识

盆底由封闭骨盆出口的多层肌肉和筋膜组成,这一肌肉群犹如一张吊床,将尿道、膀胱、阴道、子宫、直肠等盆腔器官吊住,维持住盆腔器官的正常位置和形态,从而使盆腔器官可以执行储尿、储便、排尿、排便等多项生理活动。当盆底肌的肌力无法维持盆腔器官的正常位置时,将导致相应器官的功能障碍,其中就包括大小便控制功能异常,如在短时间内要排便多次,无法顺利排便,漏尿或漏便,有意识或无意识地频繁排尿等排尿排便障碍,此类症状严重影响老年人,尤其是老年女性的生活质量和身心健康。由于肌力随年龄增长而逐渐下降,发病人数随年龄增长而增多,症状也随年龄增长而逐渐加重。

（一）盆底肌解剖（以女性为例）

1. 浅层盆底肌

位置:走行于耻骨和尾骨之间,呈"8"字形,中心部位为会阴中心腱。具体如图2-2-3-1所示。

组成:肛门外括约肌、球海绵体肌、坐骨海绵体肌、会阴浅横肌。

功能:肛门外括约肌平时紧缩肛门、排便时助于排便;球海绵体肌紧缩阴道,故又称阴道括约肌,并与坐骨

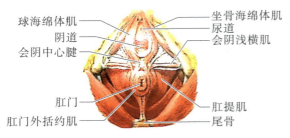

图2-2-3-1 女性浅层盆底肌

海绵体肌共同参与阴蒂勃起;会阴浅横肌承托会阴深横肌,固定会阴体。

2. 中层盆底肌（泌尿生殖膈）

位置:肌束横向走行于两坐骨之间和两耻骨之间,整体呈三角形。

组成:会阴深横肌、尿道阴道括约肌。

功能:会阴深横肌支撑盆底,压缩尿道及阴道腹壁;尿道阴道括约肌支持会阴体及阴道口,收紧尿道。

3. 深层盆底肌（盆膈）

位置:一部分从耻骨出发,或围绕直肠构成"U"形结构,或止于尾骨;另一部分则从髂骨和坐骨行向尾骨和骶骨。组成:肛提肌（耻骨阴道肌、耻骨直肠肌、耻骨尾骨肌、髂骨尾骨肌）和坐骨尾骨肌。具体如图2-2-3-2所示。

功能:耻骨阴道肌协助紧缩阴道,同时向前压迫尿道并关闭尿道;耻骨直肠肌支撑盆腔器官,拉抬盆底部,并协助排便;耻骨尾骨肌和髂骨尾骨肌支撑盆腔器官,拉抬盆底部;坐骨尾骨肌支撑盆腔器官,屈曲尾骨,协助排尿、排便。

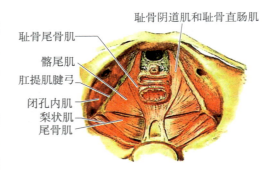

图2-2-3-2 女性深层盆底肌

（二）盆底功能障碍临床表现（以女性为例）

(1) 后盆腔的直肠脱垂、直肠黏膜内套叠、盆底腹膜内疝所致的肛门、骶尾部坠胀,排便、排气不畅,腹胀、腹痛、食欲下降,或有大便不能完全自控,肛内肿物脱出,会阴部疼痛等。

(2) 前盆腔膀胱膨出所致的压力性尿失禁,如大笑、喷嚏、提取重物、跑步、上下楼梯、突然站立等腹腔压力突然增加时尿液不自主流出。

(3) 中盆腔的子宫脱垂、阴道前后壁膨出所致的腰酸、下腹疼痛、下坠感、排便不畅、有残便感。

（三）盆底肌肌纤维种类

盆底肌肌纤维包括Ⅰ类肌纤维（慢缩肌纤维）和Ⅱ类肌纤维（快缩肌纤维）两种,其中70%～80%为慢

缩肌纤维,其余为快缩肌纤维,两类肌纤维的功能特点不同。Ⅰ类肌纤维(慢缩肌纤维)表现为强直收缩,收缩时间长且持久,不易疲劳。Ⅱ类肌纤维(快缩肌纤维)表现为阶段性收缩,收缩快速短暂,易疲劳。

快缩肌纤维肌力下降后,喷嚏、咳嗽等腹压增加的活动可能引起漏尿。当快缩肌纤维的肌力小于3级时,则无法帮助慢缩肌纤维维持腹压增加时的盆底尿道压力,慢缩肌纤维需独自维持盆底张力和压力,长此以往,导致慢缩肌纤维受损而肌力下降,逐渐出现行走时漏尿,严重时站立漏尿,甚至持续漏尿。

(四) 大小便控制训练方法

1. 膀胱功能训练

膀胱功能训练是根据学习理论和条件反射原理,通过老年人的主观意识活动和(或)功能锻炼来改善膀胱的储尿和排尿功能。

(1) 反射性排尿训练:通过手法刺激外部感受器,引发逼尿肌的收缩,训练排尿条件反射,如刺激老年人的下腹部、大腿内侧、会阴部等引发排尿的部位,同时配合温水冲洗、听流水声等措施来刺激排尿。

(2) 代偿性排尿训练:通过增加腹压压迫膀胱来达到排尿目的。在病情允许的情况下,老年人取坐位或半坐卧位,身体前倾。吸气后屏气并向下用力,收缩腹部肌肉,增加腹压,做排尿动作,帮助排出尿液,重复数次,直至没有尿液排出。

(3) 排尿意识训练:指导老年人于每次排尿时有意识地做正常排尿动作,协同肌配合,促进排尿反射的形成。留置导尿管的老年人,每次放尿前可全身放松,想象自己在一个安静宽敞的卫生间,听着潺潺的流水声,尝试自己排尿,然后由照护员缓缓放尿,强调老年人利用全部感觉,用意识控制排尿过程。

2. 盆底肌功能训练

具体训练方法见表 2-2-3-1、表 2-2-3-2。

三、任务实施

本任务为大小便控制训练,任务实施以老年女性盆底肌康复训练为例,具体实施流程如表 2-2-3-1、表 2-2-3-2 所示。

表 2-2-3-1 盆底慢缩肌纤维肌力训练指导实施流程

流程	任 务	示 范
工作准备	1. 环境准备:干净、整洁、安全,温度 22~24 摄氏度,湿度 50%~60%。	
	2. 照护员准备:着装整齐、用七步洗手法洗净双手。	图 2-2-3-3 任务场景图
	3. 老年人准备:着装便于训练,并有训练意愿。	
	4. 物品准备:运动宣教图、椅子、瑜伽垫或者硬板床、坐垫、气球、健身球、手消毒液、记录本、签字笔等。	图 2-2-3-4 训练物品

（续表）

流程	任　　务	示范
沟通评估	1. 沟通：向老年人核对相关信息；解释训练的目的、方法和注意事项；询问老年人对操作过程是否存在疑问等。 2. 评估：对老年人进行综合评估(可通过老年人和家属了解) (1) 全身情况(精神状态、饮食、二便、睡眠等) (2) 局部情况(肌力、肢体活动度等) (3) 特殊情况(抬臂能力、平衡能力等)	
实施过程	1. 盆底桥式练习 (1) 双脚打开与骨盆同宽。双臂向下伸展，放松地放在体侧。平稳呼吸。呼气时，将会阴向内收缩；吸气时放松。重复几次。 (2) 之后在呼气和收缩时，将最底部的腰椎向上"卷"起，并在这个位置上保持一段时间，下次呼气时，再落回。接下来依次抬起最底部的两节腰椎，然后是三节、四节，以此类推。	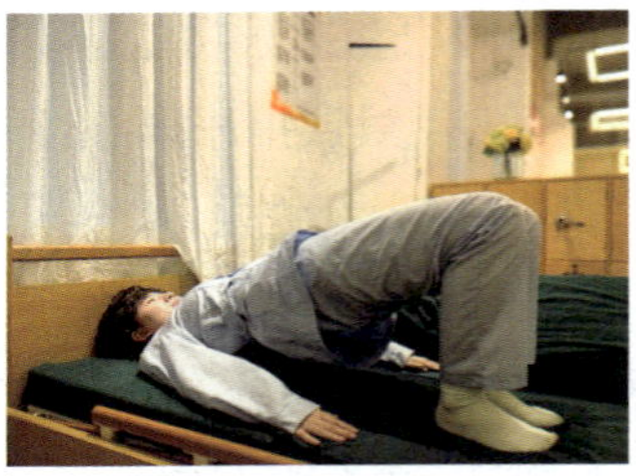 图2-2-3-5　盆底桥式练习
	2. 拉长上身练习 (1) 坐在坐垫或折叠的被褥上，双手抓握着膝盖，坐骨来回移动调整，直到坐在坐骨最高点，并保持身体稳定。 (2) 将头顶慢慢地向天花板延伸，去感受椎骨之间的距离越来越大，坐骨和头顶的距离也舒适地变大。抬高会阴，保持收缩，时长足以完成几次呼吸，再放松。 (3) 重新抬高会阴，收紧腹部(把肚脐向上、向后拉伸)，同时不要移动背部。保持坐骨、会阴、肚脐三点之间的距离并维持收腹状态，向后倾斜，感受盆底对抗自上而下的压力。继续配合呼吸，胸骨向前伸展。当感觉到盆底支撑不住的时候，要及时恢复至原位，解除压力。	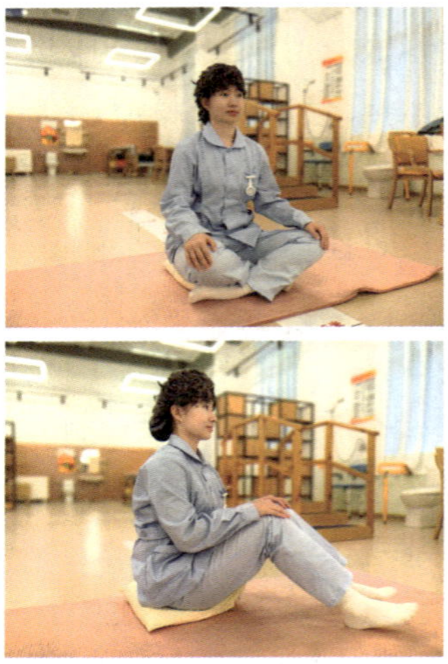 图2-2-3-6　拉长上身练习
	3. 气球练习 (1) 轻轻地向气球里吹气，直到它稍微鼓起。同时，盆底以同样的强度向上、向内收缩。然后，再放松。 (2) 重复吹气动作，直到盆底自然而然地形成反作用力为止。 (3) 进阶练习：试着克服阻力，将气球吹起来。	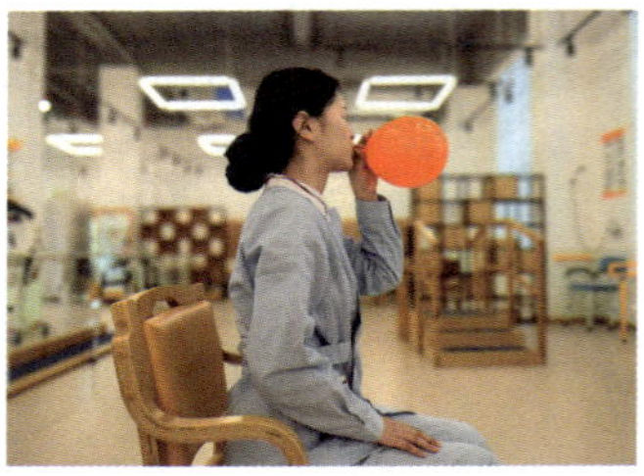 图2-2-3-7　气球练习
	4. 健身球练习 (1) 双手在臀部后面支撑住。 (2) 坐骨向前移动，双手用来制动，保证身体不发生移动。 (3) 同时盆底参与进来，它可以帮助坐骨进行"铲"的动作，共计10次。 (4) 双手放在臀部两侧。右侧坐骨压进球中，向左移动，然后右手向右侧下压以抵消坐骨向左侧的运动。10次后，换另一侧进行。	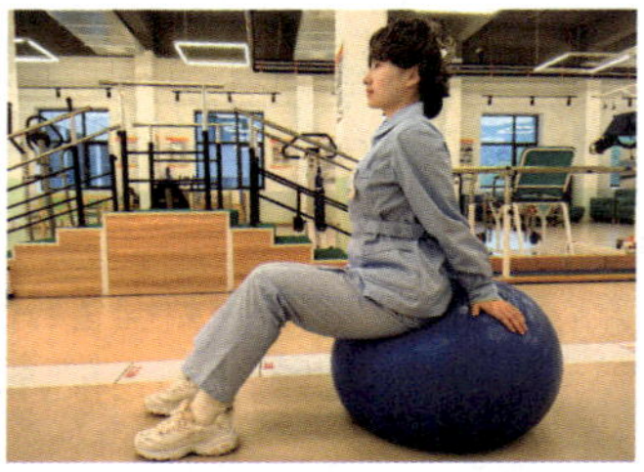 图2-2-3-8　健身球练习

(续表)

流程	任 务	示范
观察整理记录	1. 照护员随时观察老年人反应及感受，随时为老年人擦净汗液。 2. 发现异常立即停止。 3. 老年人表现有进步时应及时给予鼓励。 4. 洗手。 5. 记录（训练时间、内容，老年人感受、反应等）。	图 2-2-3-9 整理记录

表 2-2-3-2　盆底快缩肌纤维肌力训练指导实施流程

流程	任 务	示范
工作准备	1. 环境准备：干净、整洁、安全，温度 22～24 摄氏度，湿度 50%～60%。 2. 照护员准备：着装整齐，用七步洗手法洗净双手。 3. 老年人准备：着装便于训练，并有训练意愿。 4. 物品准备：运动宣教图、瑜伽垫、手消毒液、记录本、签字笔等。	图 2-2-3-10　任务场景图 图 2-2-3-11　训练物品
沟通评估	1. 沟通：向老年人核对相关信息；解释训练的目的、方法和注意事项；询问老年人对操作过程是否存在疑问等。 2. 评估：对老年人进行综合评估（可通过老年人和家属了解） （1）全身情况（精神心理状态、饮食、二便、睡眠等） （2）局部情况（肢体活动度等） （3）特殊情况（与该任务密切相关的情况，如平衡能力、理解能力等）	
实施过程	1. 拔草练习 （1）想象眼前是一片美丽的草坪，此时正值初夏，小草还无比嫩绿。 （2）想象自己光着脚走在上面，开始轻轻地把草茎拔出来——用盆底肌肉，而不是手指。 （3）首先用阴道肌肉"拔草"（可以拔 3 次草茎、每次 8 根），其次用尿道括约肌"拔草"（3 次草茎、每次 8 根），最后用肛门括约肌"拔草"（3 次草茎、每次 8 根）。 （4）想象自己可以让这些肌肉各自分开来运动。	图 2-2-3-12　拔草练习

（续表）

流程	任 务	示 范
	2. 爆破音练习 （1）一只手放在盆底处或身体侧面，响亮地发出"k"的音。再试着以同样的音量和力度发"p"或者"t"音。 （2）将注意力分别集中在尿道口、阴道口以及肛门，然后有意识地完成这些区域的肌肉闭合运动。 （3）发"p"音时，分别尝试让尿道口、阴道口、肛门其中之一完成闭合各5次。 （4）发"t"音时，分别尝试让尿道口、阴道口、肛门其中之一完成闭合各5次。 （5）发"k"音时，分别尝试让尿道口、阴道口、肛门其中之一完成闭合各5次。	图2-2-3-13 爆破音练习
观察整理记录	1. 照护员随时观察老年人反应及感受，随时为老年人擦净汗液。 2. 发现异常立即停止。 3. 老年人表现有进步时应及时给予鼓励。 4. 洗手。 5. 记录（训练时间、内容，老年人感受、反应等）。	图2-2-3-14 整理记录

课后拓展

罗奶奶，左侧肢体活动欠灵活，右侧肢体活动自如，经常在去厕所的途中憋不住尿湿裤子。老人因此很沮丧，觉得自己老了，没用，不愿和别人说话。（情境案例详情请扫二维码）

任务：

1. 请照护员为罗奶奶制订生活能力康复训练方案。
2. 请指导罗奶奶进行盆底肌功能训练，每天2次，每次30分钟。
3. 根据康复训练情况，撰写1份反思报告。

项目三
老年人交流能力康复训练

任务1　书写训练

任务情境

王爷爷，75岁，确诊为脑梗死，经医院系统治疗后仍遗留有左侧肢体活动欠佳、言语障碍。现入住医养结合养老机构，进一步接受康复治疗。既往体健。查体：神清，双侧瞳孔等大，左侧鼻唇沟变浅，伸舌不配合。言语功能检查：听理解尚可，言语表达能力差，不能复述，书写尚可。余无特殊不适。请给王爷爷进行书写训练，每天1次。

学习目标

1. 能说出失语症的概念和类型。
2. 能掌握老年人书写训练方法。
3. 具备同老年人顺畅沟通交流的能力。

任务书

为老年人进行书写训练。

获取资讯

1. 你认为什么样的老年人适合通过书写进行沟通交流？
2. 你认为老年人通过书写进行沟通交流时的注意事项有哪些？
3. 你认为对于无口语能力的老年人，除通过书写外，还可以通过哪些方法进行沟通交流？

知识链接

一、核心概念

1. 失语症

失语症是由于各种原因使大脑中掌管言语的语言中枢即大脑皮质受损，从而引发的一系列以交流障碍为特征的病症。失语症常呈现多方面获得性沟通障碍，主要是对语言符号的理解、组织、表达等某方面或多方面的功能产生影响，实际工作生活中常见听、说、读、写等功能障碍，表现为听理解障碍、口语表达障碍、命名障碍、复述障碍、阅读障碍等，严重影响老年人与他人的沟通交流，使其生活质量下降。

2. 书写表达治疗技术

采用抄写、部件组合、完形书写等形式刺激老年人做出书写反应，促进其文字表达能力的治疗方法。

二、基本知识

（一）失语症的主要类型

根据症状的不同，失语症可以分为以下四种主要类型：

（1）运动性失语症：又称表达性失语症、Broca 失语症，主要是由于左侧大脑皮质病变而引起的语言中枢障碍，导致出现表达障碍、听不懂他人言语、复述功能出现障碍等情况，以口语表达障碍为突出特点，听力、理解能力相对正常。

（2）感觉性失语症：又称为 Wernicke 失语症，表现为患病老年人的语言流利，但常常出现错词、无意义词、随意组合词等，语句难以理解，说话时有杂乱语，觅词困难和言语错乱也常见，同时，其听力也受损，很难理解别人说的话。

（3）命名性失语症：又称记忆缺失性失语症，主要特征是患病老年人命名不能，呈选择性命名障碍。口语表达中找词困难，缺实质词；可以描述出物品功能，但说不出物品的名称。

（4）混合型失语症：又称为完全性失语症，患病老年人同时存在两种或两种以上的失语症，所有语言功能均有障碍。这是一种严重的失语症，患病老年人既难以表达，也难以理解语言。

（二）书写训练的目的

书写训练的目的是使老年人逐渐将语意与书写的词联系起来，达到有意义的书写和自发书写的水平。

（三）书写训练的方法

书写训练可以让老年人先从词词匹配开始，再进行抄写训练，逐步过渡到看图命名、书写、听写、默写等，如先让老年人看识字卡片红色的一面，然后将卡片反过来让老年人认"红"字，再临摹抄写"红"字，最后老年人看到红色卡片就能写出"红"字，并能听写"红"字，默写"红"字。具体训练方法及流程见表 2-3-1-1。

三、任务实施

本任务为书写训练，具体实施流程如表 2-3-1-1 所示。

表 2-3-1-1　书写训练任务实施流程

流程	任　　务	示范
工作准备	1. 环境准备：环境整洁明亮，温、湿度适宜，房间安静无干扰。	 图 2-3-1-1　任务场景图
	2. 照护员准备：着装整洁，用七步洗手法洗净双手。	
	3. 老年人准备：老年人状态良好，可以配合操作。	 图 2-3-1-2　训练物品
	4. 物品准备：完成本任务操作所需的所有的物品。	
沟通评估	1. 沟通：向老年人解释任务目的、照护操作的时间、关键步骤；讲解需要老年人注意和(或)配合的内容；询问老年人对操作过程是否存在疑问等。	操作视频 沟通评估
	2. 评估：对老年人进行综合评估(可通过老年人和家属了解) (1) 全身情况(精神状态、饮食、二便、睡眠等) (2) 局部情况(肌力、肢体活动度等) (3) 特殊情况(手的抓握能力、听力、视力、书写能力等)	
实施过程	1. 描摹 (1) 照护员呈现供老年人描摹的线条、图形、数字、文字，要求老年人用笔直接在图案或范字上描着写。 (2) 照护员呈现供老年人描摹的线条、图形、数字、文字，要求老年人用透明纸蒙在图案范字上，在透明纸上描着图案或范字上写。	操作视频 描摹
	2. 抄写 (1) 照护员在桌上依次摆放名词、动词、形容词的词卡，要求老年人看着词卡正确抄写字词。 (2) 照护员在桌上依次摆放名词、动词、形容词的词卡，将一个词卡呈现 3 秒后移开。要求老年人根据记忆书写该字词。 (3) 照护员在桌上摆放老年人常用表达的短句词条，要求老年人正确抄写词条上的字词。	操作视频 抄写
	3. 听写 (1) 照护员依次朗读之前老年人抄写的词卡，每张词卡朗读两遍，要求老年人正确写出听到的字词。 (2) 照护员依次朗读之前老年人抄写的短句词条，每张词条朗读两遍，要求老年人正确写出听到的字词。	操作视频 听写
	4. 默写 (1) 照护员要求老年人按照字词的属性，分别默写之前抄写过的名词、动词、形容词。 (2) 照护员描述具体情境，要求老年人根据情境默写出之前抄写的短句词条。	操作视频 默写

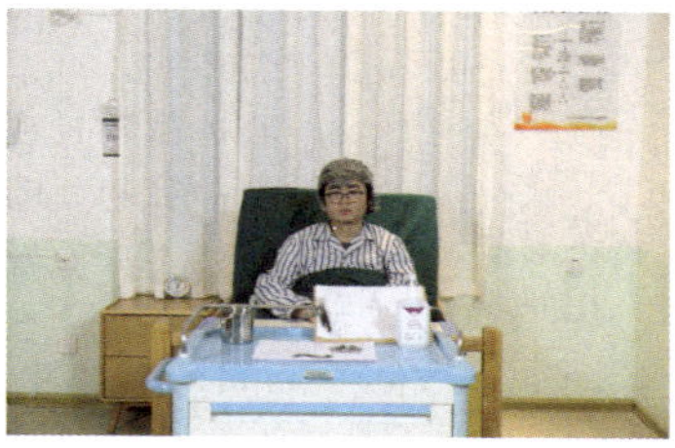

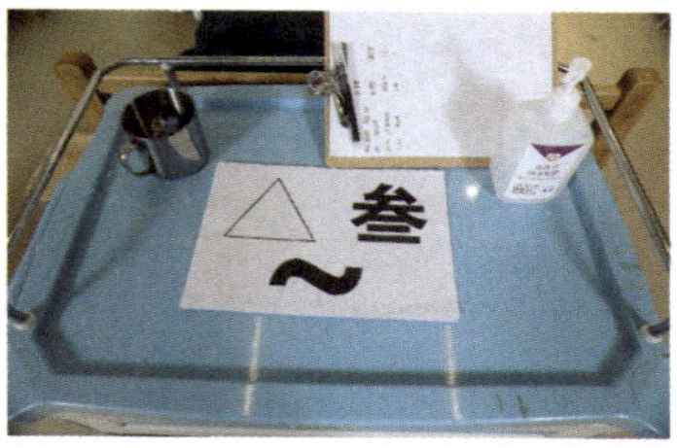

(续表)

流程	任　务	示范
观察整理记录	1. 照护员随时观察老年人反应及感受,随时提醒老年人正确操作。 2. 发现异常立即停止。 3. 老年人表现有进步时应及时给予鼓励。 4. 洗手。 5. 记录(训练时间、内容,老年人感受、反应等)。	 图2-3-1-3　整理记录

课后拓展

任奶奶,神志清楚,言语障碍,左侧肢体活动不灵活,左上肢轻度屈曲畸形,右侧能自由活动,在帮助下可坐在床边,大部分时间卧床,可坐轮椅出行,正在做行走训练。希望能够结合自身情况进行书写训练,增强有效沟通。(情境案例详情请扫二维码)

任务:

1. 请照护员为任奶奶制订生活能力康复训练方案。
2. 请为任奶奶进行书写训练,每天2次,每次30分钟。
3. 根据康复训练情况,撰写1份反思报告。

任务2　智能沟通工具使用训练

任务情境

翟爷爷,62岁,退休教师,退休金5500元/月,与老伴一起居住,现由某养老机构实施居家照护。高血压病史8年。有一个儿子,在外地工作,不能经常陪伴老人。2个月前,翟爷爷因突发脑梗死致左侧肢体偏瘫入院治疗,出院后实施居家照护。近日,翟爷爷的儿子给他买了一部智能手机,翟爷爷求助居家照护人员指导其使用智能手机,以便和儿子远程视频,缓解对儿子的思念。请给翟爷爷进行智能沟通工具的使用训练,每天1次。

学习目标

1. 能说出适合老年人使用的智能沟通工具有哪些。
2. 能执行老年人智能手机使用训练的操作步骤。
3. 具备同老年人顺畅沟通的能力。

任务书

指导老年人使用智能沟通工具(智能手机)。

获取资讯

1. 你认为适合老年人使用的智能沟通工具有哪些？
2. 你认为老年人在使用智能沟通工具时的注意事项有哪些？
3. 你认为如何更好提高老年人与他人沟通交往的意愿和能力？
4. 在实施智能沟通工具使用训练任务中，如何提高老年人的接受度和学习效率？

知识链接

一、核心概念

1. 智能沟通工具

智能沟通工具是一系列通过编码和解码帮助人们沟通的媒介。它运用能理解的沟通符号、适当的沟通工具、一定的沟通技术，并通过一定的沟通策略将上述符号、工具和技术整合成沟通方案，帮助人们进行沟通和交流。

2. 扩大性、辅助性沟通

AAC(Augmentative and Alternative Communication)，直译为扩大性、辅助性沟通，指任何能够帮助一个人提高沟通能力和效率的设备、系统或方式。

3. 智能手机

智能手机是指像个人计算机一样，具有独立的操作系统、独立的运行空间，可以由用户自行安装游戏、导航等第三方服务商提供的程序，并可以通过移动通信网络来实现无线网络接入的手机类型的总称。

二、基本知识

1. AAC 的分类

AAC 的常见分类有无科技 AAC、低科技 AAC、中科技 AAC 及高科技 AAC。

（1）无科技 AAC：无科技 AAC 包括任何非言语交流来分享信息的方式，包括手势、眼神交流、面部表情或者肢体语言。我们每天都在使用无科技 AAC 来沟通。

（2）低科技 AAC：低科技 AAC 包括打印出来的沟通手册和沟通板，通常包含符号来代表人物、地点和事物。在使用低科技的沟通板时，我们经常会依照个人的需求和活动内容来设计。

（3）中科技 AAC：通常是指非常简单的科技设备，一般是由一些按钮加上简单的录音组成的。中科技 AAC 可以是纸质沟通板和高科技 AAC 设备之间的过渡，但是使用高科技设备之前，并不一定都要先用中科技的设备。

（4）高科技 AAC：高科技 AAC 是具有语音输出功能的设备(SGD)。一些高科技沟通系统与手机、平板电脑类似，而另一些则使用专门为支持沟通而设计的设备。

2. 智能手机的分类

智能手机按系统主要有 Harmony OS(鸿蒙)、iOS(苹果)和 Android(安卓)等。运行鸿蒙系统的手机有华为，运行 iOS 系统的手机有 iPhone(苹果手机)，运行 Android 系统的手机有小米、VIVO、OPPO、三星等。

3. 智能沟通工具使用训练的目的

教会老年人使用智能沟通工具，可以让老年人享受现代化通信的便捷，与亲朋好友更多地交流。

4. 智能沟通工具使用训练方法

具体方法见表 2-3-2-1。

三、任务实施

本任务为智能沟通工具使用训练，以使用智能手机发送微信语音消息、进行视频通话为例，具体实施流程如表 2-3-2-1 所示。

表 2-3-2-1　智能沟通工具使用训练任务实施流程

流程	任务	示范
工作准备	1. 环境准备：温、湿度适中，光线充足，空气清新，网络信号强。 2. 照护员准备：着装整洁、洗净双手。 3. 老年人准备：老年人状态良好，可以配合操作。 4. 物品准备：完成本任务操作所需的所有的物品，如智能手机等。	图 2-3-2-1　任务场景图 图 2-3-2-2　训练物品
沟通评估	1. 沟通：向老年人解释任务目的、照护操作的时间、关键步骤；讲解需要老年人注意和（或）配合的内容；询问老年人对操作过程是否存在疑问等。 2. 评估：对老年人进行综合评估（可通过老年人和家属了解） （1）全身情况（精神状态、饮食、二便、睡眠等） （2）局部情况（肌力、肢体活动度等） （3）特殊情况（如视力、听力等）	沟通评估
实施过程	1. 介绍此次指导使用的微信功能，强调简单易学，增强老年人信心。 2. 在微信中备注老年人儿子的名字：点击聊天界面中老年人儿子的头像，选择新界面中的"标签"栏，在"备注"里面把对方的名字改成他的真名，方便查找。 3. 指导老年人在微信通讯录中迅速找到儿子名字。 4. 指导老年人给儿子发语音信息。见图 2-3-2-3。 5. 指导老年人给儿子打视频电话。见图 2-3-2-4。 6. 让老年人自己尝试做一遍。 7. 询问老年人有无疑问和其他需求。 8. 预约下一次指导其他功能的时间。	图 2-3-2-3　智能手机语音消息 图 2-3-2-4　智能手机视频通话

（续表）

流程	任务	示范
观察整理记录	1. 照护员随时观察老年人反应及感受，随时提醒老年人正确操作。 2. 发现异常立即停止。 3. 老年人表现有进步时应及时给予鼓励。 4. 洗手。 5. 记录（训练时间、内容，老年人感受、反应等）。	图 2-3-2-5 整理记录

课后拓展

欧阳奶奶 1 年前发生脑血栓，现左侧肢体活动欠灵活，右侧肢体能活动但是活动无力，在老伴陪同下使用轮椅出行，不太方便，较少出门。半年前老伴身体健康状况下降，难以全力照护欧阳奶奶，特申请居家上门照护。儿女近期给欧阳奶奶购买了智能手机，希望照护员能够教会欧阳奶奶使用智能手机的微信功能，能与儿女进行语音和视频聊天。（情境案例详情请扫二维码）

任务：
1. 请照护员为欧阳奶奶制订生活能力康复训练方案。
2. 请指导老年人使用智能手机（微信语音、视频聊天）每天 1 次，每次 30 分钟。
3. 根据康复训练情况，撰写 1 份反思报告。

任务 3　肢体语言交流训练

任务情境

李奶奶，70 岁，因脑卒中导致左侧肢体偏瘫，言语不利，实际言语交流差，不能进行简单言语交流，也无法通过书写进行交流，听觉理解能力一般，但具备简单的动作模仿能力。由于言语沟通能力差，李奶奶经常难以向他人及时且准确地表达自己的需求，照护员认为可以教李奶奶通过肢体语言进行沟通交流。请给李奶奶进行肢体语言交流训练，每天 1 次。

学习目标

1. 能说出肢体语言的概念。
2. 能正确做出肢体动作表达居家生活中的活动。
3. 具有同老年人进行简单肢体语言交流的能力。

任务书

指导老年人进行肢体语言交流训练。

获取资讯

1. 你认为什么样的老年人适合使用肢体语言进行沟通交流？
2. 你认为老年人在使用肢体语言进行沟通交流时的注意事项有哪些？
3. 你认为对于无法用口语交流的老年人，除通过肢体语言外，还可以通过哪些方法进行沟通交流？

知识链接

一、核心概念

1. 肢体语言

肢体语言又称为身体语言，主要是指通过头、眼、颈、手、肘、臂、髋、足等人体部位的协调活动来传达人物的思想情感，形象地表情达意的一种沟通方式。广义言之，肢体语言包括面部表情；狭义言之，肢体语言只包括躯干和四肢所表达的意思。

2. 手势语

手势语即通过手或手臂的有意义动作表现出的一种体态语言，它是一种动作语，同时也可当成一种社会性的信号。

二、基本知识

1. 设计肢体语言的原则

（1）形象性原则：肢体语言动作要直观、形象，能够直接反映事物或活动的外在特征。

（2）通用性原则：设计一个肢体语言动作时，必须要考虑能否被不同地域的老年人接受，因此设计时要充分了解不同老年人对同一事物不同的肢体语言表现形式，抓住共同特点，反映事物的本质特征。

（3）相对稳定性原则：肢体语言语词或动作，在使用过程中，要保持相对稳定和一致。

（4）科学性原则：肢体动作要比较准确地表达语词的含义。

2. 肢体语言训练的目的

通过肢体语言训练，可以让语言交流障碍的老年人与他人更好地沟通。

3. 肢体语言训练的方法

具体方法见表 2-3-3-1。

三、任务实施

本任务为使用肢体语言交流训练，具体实施流程如表 2-3-3-1 所示。

表 2-3-3-1 使用肢体语言交流任务实施流程

流程	任　务	示范
工作准备	1. 环境准备：温、湿度适中，光线充足，空气清新。 2. 照护员准备：着装整洁，洗净双手。 3. 老年人准备：老年人状态良好，可以配合操作。 4. 物品准备：完成本任务操作所需的所有的物品，如记录单、签字笔等。	图 2-3-3-1　任务场景图 图 2-3-3-2　训练物品
沟通评估	1. 沟通：向老年人解释任务目的、照护操作的时间、关键步骤；讲解需要老年人注意和（或）配合的内容；询问老年人对操作过程是否存在疑问等。 2. 评估：对老年人进行综合评估（可通过老年人和家属了解） （1）全身情况（精神状态、饮食、二便、睡眠等） （2）局部情况（肌力、肢体活动度等） （3）特殊情况（模仿能力、视力等）	沟通评估
实施过程	1. 理解与模仿手势 （1）制作 3~4 张老年人居家生活中表达需求最高的活动的动作图片，如喝水、吃饭、睡觉。 （2）将动作图片放在桌子上，照护员告诉老年人看动作指认对应的图片，照护员做一个动作，老年人指出这个动作的图片。 （3）照护员可逐渐增加选择的图片，直到老年人能够正确地辨认所有的动作。 （4）照护员训练老年人模仿手势，照护员说动作的名称，同时做动作，老年人模仿。 （5）照护员训练老年人做动作，照护员说动作的名称，老年人与照护员同时做动作。 2. 执行与应用手势 （1）照护员训练老年人听指令执行动作，要求老年人听到动作指令后，做出正确的动作。 （2）照护员训练老年人看文字或图片执行动作，要求老年人看清楚文字或图片后，做出正确的动作。 （3）照护员训练老年人用动作回答问题，如"你想喝水怎么办？"老年人做出正确的动作。	使用肢体语言交流
观察整理记录	1. 照护员随时观察老年人反应及感受，随时提醒老年人正确操作。 2. 发现异常立即停止。 3. 老年人表现有进步时应及时给予鼓励。 4. 洗手。 5. 记录（训练时间、内容、老年人感受、反应等）。	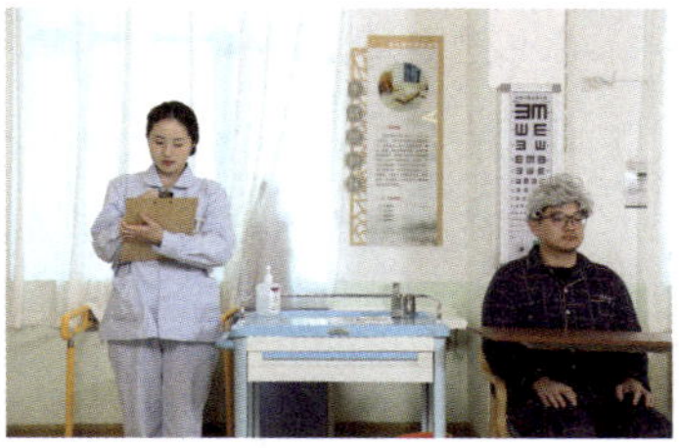 图 2-3-3-3　整理记录

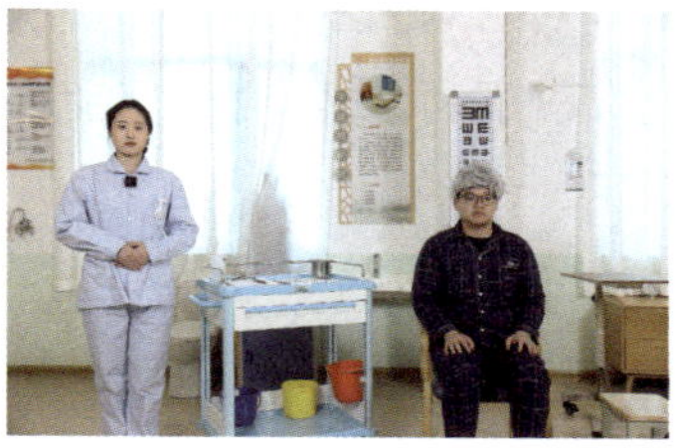

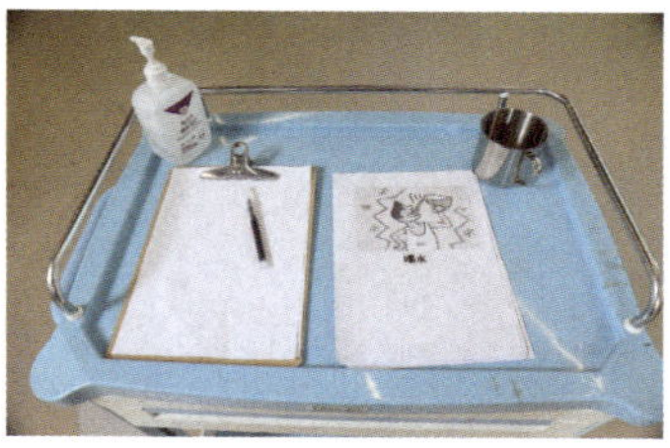

课后拓展

刘奶奶因脑卒中导致左侧肢体偏瘫,以卧床为主,大小便时有失禁,仍着纸尿裤,老人情绪不佳,再加上言语不利,实际言语交流差,不能进行简单言语交流,也无法通过书写进行交流,无法正常表达自己的意愿。(情境案例详情请扫二维码)

任务:
1. 请照护员为刘奶奶制订生活能力康复训练方案。
2. 请为刘奶奶进行肢体语言交流训练,每天 2 次,每次 30 分钟。
3. 根据康复训练情况,撰写 1 份反思报告。

任务 4 言语康复训练

任务情境

李爷爷,65 岁,身高 175 厘米,体重 75 千克,高血压病史 10 年。两个月前因突发脑梗死致右侧肢体偏瘫,意识清楚,对答切题,但言语欠清晰流利,配合度较高。因李爷爷言语欠清晰流利,不能正常与他人沟通,请根据康复治疗师的安排为李爷爷进行言语康复训练。

学习目标

1. 能说出言语康复训练的目的、原则、训练方法。
2. 能按照操作规范进行言语康复训练。
3. 具有同理心以及尊老、助老、护老的职业素养。

任务书

为失语症老年人进行言语康复训练。

获取资讯

1. 针对李爷爷存在的言语不利,进行言语康复训练的目标是什么?
2. 结合任务情境,可以采取哪些方法进行言语康复训练?
3. 在进行言语康复训练时,你觉得难点是什么?如何突破?

知识链接

一、核心概念

1. 言语

言语也就是说话的能力,是一种通过口腔、喉咙和呼吸器官产生声音,实现交流的活动和过程,是人类参与社交的重要工具。

2. 言语障碍

言语障碍是指对口语、文字或手势的使用或理解出现各种异常。

3. 言语康复训练

言语康复训练是指通过各种手段对有言语障碍的老年人进行针对性的训练,目的是改善其交流功能,使老年人重新获得最大的沟通与交流能力。所采用的手段是言语训练或是借助交流替代设备进行训练。

二、基本知识

1. 言语康复训练的目标

(1) 长期目标:根据评估结果,推测言语障碍老年人最终可能达到的交流水平,包括参与社会活动、社会交往或回归家庭等方面的交流水平。

(2) 短期目标:将达到最终目标的过程分成若干阶段,逐步设定具体细致的阶段性目标,即根据老年人言语障碍的不同程度,选择合适的训练方法,设定可能达到的水平和预后所需的时间。

2. 言语康复训练的原则

(1) 早期开始:言语康复训练开始得越早,效果越好。

(2) 及时评估:康复训练前进行全面的言语功能评估,训练过程中要定期评估,并做好记录。

(3) 循序渐进:言语康复训练的过程应遵循循序渐进的原则,由易到难,由简单到复杂。

(4) 及时反馈:强化训练过程中的正确反应,纠正老年人错误反应。

(5) 主动参与:照护员与老年人之间,老年人与家属之间的双向交流是康复训练的重要内容。

3. 言语康复训练的方法

失语症发生后 3~6 个月为恢复的高峰期,应抓紧这一关键时期进行有效的康复训练,以达到最佳效果。言语康复训练开始时间应选择老年人意识清醒、病情稳定,并且能接受集中训练 30 分钟以上时。越早开始言语训练效果越好,一般是一对一进行。

(1) 听理解训练。在桌面上摆放 5~10 张图片。照护员说出某一单词名称,让老年人从摆放的图片中指出相应的图片。听短句,做"是""非"判断,如"一天有 24 小时,对吗?"。对毫无言语能力的老年人,应训练其认识并应用符号来应答问题,描述情感、动作和需要,具体参考"肢体语言交流训练"任务。

(2) 命名训练。通过实物或图片引出名称,可将图片或实物逐一向老年人展示,也可同时摆放 5~10 张图片或 5~10 个实物,如钢笔、苹果、橡皮等,逐一问"这是什么?"。当老年人答不出或答错时,可用词头音或描述物品的用途来进行提示。

(3) 言语表达训练。包括语义联系训练、范围内找词等。语义联系训练可以让老年人联想并说出与核心词有联系的词或句子,如照护员提到"医生",可让老年人说出"看病""医生在医院"等;范围内找词即给出一个范围,让老年人在一定时间内尽可能多地说出在范围内的词语,如水果的种类、动物名称、与"红色"相关的词(如"五星红旗""红领巾""火")等。

(4)阅读理解和朗读训练。根据老年人的功能水平选择适合的阅读和朗读训练。①视觉匹配水平:如词图匹配训练。②单词水平:如给几个反义词,或语意有联系的词连线,如老师—学校、营业员—商店。③语句理解水平:如执行指令训练,"请把手伸出来"。④篇章水平:如阅读理解一段文字,然后回答问题。

(5)日常生活活动能力交流训练。结合老年人的日常生活进行言语康复训练,如提问"今天早餐您吃了什么?""口渴时您会怎样?"等等。

三、任务实施

本任务为为失语症老年人进行言语康复训练,具体实施流程如表2-3-4-1所示。

表2-3-4-1 言语康复训练任务实施流程

流程	任务	示范
工作准备	1. 环境准备:温、湿度适中,光线充足,空气清新。 2. 照护员准备:着装整洁,用七步洗手法洗净双手。 3. 老年人准备:老年人状态良好,可以配合操作。 4. 物品准备:完成本任务操作所需的所有的物品,如压舌板、棉签、记录单、笔等。	图2-3-4-1 任务场景图 图2-3-4-2 训练物品
沟通评估	1. 沟通:向老年人解释任务目的、照护操作的时间、关键步骤;讲解需要老年人注意和(或)配合的内容;询问老年人对操作过程是否存在疑问等。 2. 评估:对老年人进行综合评估(可通过老年人和家属了解) (1)全身情况(精神状态、饮食、二便、睡眠等) (2)局部情况(肌力、肢体活动度等) (3)特殊情况(语言沟通能力、听力、视力等)	操作视频 沟通评估
实施过程	1. 示范:照护员先对老年人讲解常见言语康复训练项目,并把每个项目对老年人进行示范。 2. 呼吸功能训练:合理应用不同方法,训练老年人呼吸功能,增加肺活量,调整呼吸气流,改善言语功能。 3. 唇、舌、腭、面肌训练 (1)唇的训练:将双唇噘起,嘴角尽量向前伸,或将压舌板放入老年人口中,让其用双唇夹住,阻止压舌板被拉出,训练老年人嘴唇活动能力。 (2)舌的训练:尽量向外伸舌、缩舌、向上向后卷舌、伸出舌尖向各方向活动等,训练老年人舌头活动能力。 (3)腭的训练:如用力叹气,反复发短的"啊"音,反复练爆破音"d""t"等,训练老年人上、下颚功能。 (4)面肌功能训练:合理应用不同方法,训练老年人面部肌肉活动能力,包括眉、眼、腮等的活动。	操作视频 呼吸、唇、舌、腭、面肌训练

（续表）

流程	任　　务	示　范
实施过程	4. 言语训练 （1）发声训练：如深吸一口气，呼气时咳嗽，然后将这一发音动作改为发"a"音并大声叹气；一口气尽可能长地发一个元音如"a"，以后过渡到一口气发两、三个元音；音量从小到大、从大到小或一大一小的数数字训练；练习唱熟悉的歌曲，分别用低、中、高音练唱等。 （2）听理解训练：参照"基础知识"中的"听理解训练"，训练老年人听理解能力。 （3）言语表达训练：参照"基础知识"中的"言语表达训练"，训练老年人言语表达的能力。 5. 结合老年人身体状况和接受能力，选择训练项目，合理安排训练时间。	言语训练
观察整理记录	1. 照护员随时观察老年人反应及感受，随时提醒老年人正确操作。 2. 发现异常立即停止。 3. 老年人表现有进步时应及时给予鼓励。 4. 洗手。 5. 记录（训练时间、内容，老年人感受、反应等）。	图2-3-4-3　整理记录

课后拓展

孟奶奶右侧肢体偏瘫，左侧肢体活动正常。血压相对稳定，血糖不稳。孟奶奶与老伴同住养老院。孟奶奶语言功能欠佳，表达不流畅，经常使用简单的词语或者短句表达意愿。（情境案例详情请扫二维码）

任务：

1. 请照护员为孟奶奶制订生活能力康复训练方案。
2. 请为孟奶奶进行言语功能康复训练，每天2次，每次30分钟。
3. 根据康复训练情况，撰写1份反思报告。

项目四

老年人社区活动能力康复训练

任务 1 手杖上下楼梯训练

任务情境

马爷爷,70岁,小学文化程度,喜欢种植花草,接受居家照护。女儿住在外地,经济状况良好。老人患高血压病15年,膝骨关节炎8年。在他人协助下可借助拐杖缓慢行走。与老伴一起居住,日常生活由老伴和照护人员照顾。家人希望可以通过手杖上下楼梯训练改善马爷爷步行能力。

学习目标

1. 能评估老年人肢体活动能力、平衡能力、步行能力。
2. 能口述手杖上下楼梯训练步骤及注意事项。
3. 能安全有效地指导老年人完成手杖上下楼梯训练。
4. 用充分的爱心、耐心及专业的态度与老年人沟通,取得配合。

任务书

为老年人进行手杖上下楼梯训练。

获取资讯

1. 为什么上楼梯时是健侧下肢先上而下楼梯时要患侧下肢先下?
2. 如何判断失智老年人具有上下楼梯的能力?
3. 如何在上下楼梯训练过程中保障老年人的安全?
4. 在老年人身体允许的情况下,该如何实施无手杖上下楼梯训练?

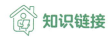 **知识链接**

一、核心概念

拐杖是单臂操作步行辅助器具,用于步行时的辅助支撑。一般可分为腋杖、肘拐和手杖。

二、基本知识

1. 手杖上下楼梯训练的目的

指导老年人利用手杖上下楼梯,可以进一步扩大老年人的活动范围,丰富老年人的社区生活。

2. 上下楼梯训练方法

(1) 上楼梯方法:上楼梯顺序是先健侧后患侧,老年人先将重心转移到患侧,抬健侧脚上第一个台阶。当老年人将重心充分前移到健侧腿上时患侧腿屈曲上同一个台阶。

(2) 下楼梯方法:对于大多数老年人来说,下楼梯要比上楼梯更困难。一般开始练习时,先让老年人轻扶扶手,将重心转移至健侧,先下患侧(注意其患侧下肢不能内收),患侧足放稳后将重心转移至患侧,然后健腿迈下同一台阶。

三、任务实施

本任务为指导老年人使用手杖进行上下楼梯训练,具体实施流程如表2-4-1-1所示。

表2-4-1-1 手杖上下楼梯训练任务实施流程

流程	任务	示范
工作准备	1. 环境准备:带扶手的楼梯,地面无湿滑、无障碍物,温、湿度适宜,整洁宽敞。 2. 照护员准备:掌握评估老年人肢体活动能力、平衡能力、步行能力的技能。掌握指导老年人使用手杖进行上下楼梯训练的技能。 3. 老年人准备:一般情况良好、情绪稳定,穿防滑鞋,能积极配合。 4. 物品准备:四脚手杖、安全腰带、记录本、签字笔。	图2-4-1-1 任务场景图 图2-4-1-2 训练物品
沟通评估	1. 沟通:向老年人解释任务目的、关键步骤;讲解需要注意和(或)配合的内容;询问老年人对操作过程是否存在疑问等。 2. 评估:对老年人进行综合评估(可通过老年人和家属了解) (1) 全身情况(精神状态、饮食、二便、睡眠等) (2) 局部情况(肌力、肢体活动度等) (3) 特殊情况(平衡能力、视力、血压等)	沟通评估

（续表）

流程	任 务	示 范
实施过程	1. 训练前准备 （1）检查手杖。 （2）调整手杖高度。 （3）为老年人系上安全腰带。 （4）为老年人讲解、示范训练内容。 2. 上楼梯 （1）照护员站在老年人患侧后方（一手轻托患侧前臂，一手抓紧腰带）进行保护。 （2）照护员指导老年人健侧手持手杖，先迈上健侧足，再上手杖，最后迈上患侧足。 3. 下楼梯 （1）照护员站在老年人患侧前方（一手轻托患侧前臂，一手抓紧腰带）进行保护。 （2）照护员指导老年人健侧手持手杖下移，再患侧下肢下移，最后健侧下肢下移。 4. 训练结束 （1）协助老年人取舒适体位。 （2）预约下次训练时间。	手杖上、下楼梯训练
观察整理记录	1. 照护员随时观察老年人反应及感受，随时提醒老年人正确操作。 2. 发现异常立即停止。 3. 老年人表现有进步时应及时给予鼓励。 4. 洗手。 5. 记录（训练时间、内容，老年人感受、反应等）。	图2-4-1-3 整理记录

课后拓展

王奶奶，右侧肢体活动不便，左侧肢体活动尚可，无法独立行走，日常以轮椅代步。王奶奶看隔壁的刘奶奶可以使用手杖进行短距离行走，自己却只能坐轮椅，感觉自己很没用，闷闷不乐的。（情境案例详情请扫二维码）

任务：

1. 请照护员为王奶奶制订生活能力康复训练方案。
2. 请为王奶奶进行手杖行走训练，每天2次，每次20分钟。
3. 根据康复训练情况，撰写1份反思报告。

任务 2 轮椅上下坡训练

任务情境

刘爷爷,男性,68岁。高血压病史5年。半个月前突发脑出血,术后出现左侧肢体无力,能独立坐,但不能站立和步行,认知功能良好,语言表达流畅,查体配合。现遵康复治疗师的安排,对刘爷爷进行轮椅上下坡训练。

学习目标

1. 能评估老年人肢体活动能力、认知能力、言语沟通能力。
2. 能口述轮椅上下坡训练步骤及注意事项。
3. 能安全有效地推轮椅上下坡。
4. 用充分的爱心、耐心及专业的态度与老年人沟通,取得配合。

任务书

协助老年人进行轮椅上下坡训练。

获取资讯

1. 根据轮椅上坡的方法,如何帮助老年人坐轮椅上台阶?
2. 根据轮椅下坡的方法,如何帮助老年人坐轮椅下台阶?
3. 在为老年人进行轮椅上下坡训练时,如何保障老年人的安全?

知识链接

一、核心概念

轮椅是一种常用的、行动困难者的代步和护理的器具。一般可分为手动轮椅、电动轮椅、儿童轮椅、运动轮椅、定制轮椅五大类。按功能,轮椅可以分为普通轮椅、便携式轮椅、多功能轮椅、坐便轮椅、高靠背可后倾或全躺式轮椅、站立式轮椅六大类。

二、基本知识

1. 轮椅上下坡训练的目的

随着《无障碍设计规范》的实施,公共场所常见不同角度的坡道,指导老年人进行轮椅上下坡训练,可以进一步扩大老年人的活动范围,丰富老年人的社区生活。

2. 轮椅上下坡训练的方法

(1) 轮椅上坡方法:上坡前检查老年人是否系好轮椅安全带,推轮椅上坡时老年人面朝前进方向,轮椅在前,照护员在后,叮嘱老年人身体紧贴轮椅靠背,双手握紧轮椅扶手。照护员身体前倾,双肘屈曲,双手臂用力推轮椅。照护员握紧把手,控制好轮椅速度,缓慢推轮椅至平坦路面。

(2) 轮椅下坡方法:下坡前检查老年人是否系好轮椅安全带,推轮椅下坡时老年人背对前进方向,照护员倒退走,轮椅在前,照护员在后。叮嘱老年人身体紧贴轮椅靠背,双手握紧轮椅扶手。照护员身体直立,双肘微屈,小步向后退步走,照护员握紧把手,控制好轮椅速度,缓慢推轮椅至平坦路面。

三、任务实施

本任务为指导老年人坐轮椅上下坡训练,具体实施流程如表2-4-2-1所示。

表2-4-2-1 轮椅上下坡训练任务实施流程

流程	任 务	示范
工作准备	1. 环境准备:一段有坡度的路,地面无湿滑、无障碍物 2. 照护员准备:掌握评估老年人肢体活动能力、认知能力、言语沟通能力及指导老年人进行轮椅上下坡训练的技能。 3. 老年人准备:一般情况良好、情绪稳定,能积极配合。 4. 物品准备:轮椅、记录本、签字笔。	图2-4-2-1 任务场景图 图2-4-2-2 训练物品
沟通评估	1. 沟通:向老年人解释任务目的、照护操作的时间、关键步骤;讲解需要注意和(或)配合的内容;询问老年人对操作过程是否存在疑问等。 2. 评估:对老年人进行综合评估(可通过老年人和家属了解) (1) 全身情况(精神状态、饮食、二便、睡眠等) (2) 局部情况(肌力、肢体活动度、皮肤情况等) (3) 特殊情况(平衡能力、视力、听力等)	沟通评估
实施过程	1. 轮椅上坡 (1) 上坡前检查老年人是否系好轮椅安全带。 (2) 上坡时轮椅在前,照护员在后。 (3) 叮嘱老年人身体紧贴轮椅靠背,双手握紧轮椅扶手。 (4) 照护员身体前倾,双肘屈曲,双手臂用力推轮椅。 (5) 照护员握紧把手,控制好轮椅速度,缓慢推轮椅至平坦路面。	轮椅上、下坡训练

（续表）

流程	任 务	示 范
实施过程	2. 轮椅下坡 （1）下坡前检查老年人是否系好轮椅安全带。 （2）下坡时照护员倒退走，轮椅在前，照护员在后。 （3）叮嘱老年人身体紧贴轮椅靠背，双手握紧轮椅扶手。 （4）照护员身体直立，双肘微屈，小步向后退步走。 （5）照护员握紧把手，控制好轮椅速度，缓慢推轮椅至平坦路面。	
观察整理记录	1. 照护员随时观察老年人反应及感受，随时提醒老年人正确操作。 2. 发现异常立即停止。 3. 老年人表现有进步时应及时给予鼓励。 4. 洗手。 5. 记录（训练时间、内容，老年人感受、反应等）。	 图 2-4-2-3 整理记录

课后拓展

刘爷爷，左侧偏瘫，左上肢稍屈曲在胸前，左下肢无力，右侧肢体能活动，长期卧床，活动受限。能正常交流。吃早餐时，刘爷爷说希望到户外活动一下。（情境案例详情请扫二维码）

任务：

1. 请照护员为刘爷爷制订生活能力康复训练方案。
2. 指导刘爷爷及家属进行轮椅上下坡训练，每天 2 次，每次 30 分钟。
3. 根据康复训练情况，撰写 1 份反思报告。

任务3　购物训练

任务情境

钱爷爷，69 岁，某单位采购办退休干部，5 年前被诊断患有阿尔茨海默病，记忆力及计算能力逐渐下降，到超市购物时经常忘记自己要买什么东西，找不到回家的路，走失过 2 次，后家人将其从派出所带回家。钱爷爷对钱币面值的识别能力下降，简单的加减运算也不会了，购物不知应付多少钱。但他非常喜欢外出购物，每次买东西都很开心，如果不让他去超市购物，他就会觉得自己没用了，非常伤心，家人不知该怎么办。作为钱爷爷的照护员，请于每天上午 10:00、下午 3:30 为钱爷爷进行购物训练。

学习目标

1. 阐述外出陪同购物照护的流程，并制订购物方案。
2. 能够评估失智老年人独自购物的能力、记忆力、空间定向力、计算能力。
3. 能用充分的爱心、耐心及专业的态度与失智老年人沟通，取得配合。

任务书

对钱爷爷进行购物训练。

获取资讯

1. 对于轻度失智老人，应该鼓励其自己购物，还是完全替代老年人购物？有什么意义？
2. 如何判断失智老年人具有独立购物的能力？
3. 在进行购物训练时，如何有效地保护和提升老年人的自尊心？

知识链接

一、核心概念

1. 简易精神状态检查量表（Mini-Mental State Examination，MMSE）

该表简单易行，于国内外广泛应用，是认知功能障碍筛查的首选量表。该量表包括以下 7 个方面：时间定向力、地点定向力、即刻记忆、注意力及计算力、延迟记忆、语言、视空间。共 30 项题目，每项回答正确得 1 分，回答错误或答不知道评 0 分，量表总分范围为 0～30 分。测验成绩与文化水平密切相关，正常界值划分标准为文盲＞17 分，小学文化程度＞20 分，初中及以上文化程度＞24 分。

2. 购物清单

购物清单是指外出购物时提前将要买的东西列一个清单，这样既能够节省时间又能够防止遗漏需要购买的东西。

3. 购物辅助器具

（1）购物袋载体（运送架）

举例：运送架

适用人群：上肢运动障碍者、关节炎患者、老年人等。

结构功能：人体工学抓握手柄，可以支撑重达 22.5 千克的塑料购物袋。

（2）购物袋手柄

举例：运送带

适用人群：关节炎患者、其他上肢运动障碍者等。

结构功能：运送带长度可调节，最长可调节至约 89 厘米。肩部斜挎佩戴，肩垫分散肩部压力，运送带末端有金属钩，用于悬挂和支撑购物袋。

（3）可折叠购物车

举例：助行器和手推车

适用人群：下肢运动障碍者、行走障碍者、平衡障碍者等。

结构功能：四轮、轻质、手柄高度可调节，具有隐线的自动调节刹车系统、座位、饮料固定架，轮子锁定后可安全就座，座位为 28×46 厘米，可承重 120 千克。展开后宽 56 厘米，长 58 厘米，高 86～99 厘米；折叠后宽 56 厘米,长 23 厘米,高 99 厘米。整车重约 7.5 千克。

（4）轮子购物袋

举例:巡航购物篮

适用人群:上肢运动障碍者、行走障碍者、平衡障碍者等。

结构功能:轻质尼龙材料制成,内置拉带封口,拉杆可伸缩,肩带供短距离运输,轮子支持长距离运送。长 48 厘米,宽 30 厘米,高 48 厘米,手柄长度为 25~46 厘米。

二、基本知识

1. 简易精神状态检查量表(MMSE)

参考《老年人心理护理实务》《老年人能力评估实务》等课程及教材。

2. 训练方法

根据现实生活中的购物场景,模拟消费活动发生时,个体所面临的环境因素以及问题处理情境。家人或照护员进行角色扮演,失智老年人提出购物需求及准备购物清单,体验进入超市、自主购物、付款、走出超市的一整套流程,明确购物过程中需要做的事情。教会失智老年人购物的正常流程,训练其掌握正确选择商品及付款的方法。

三、任务实施

本任务为购物训练,具体实施流程如表 2-4-3-1 所示。

表 2-4-3-1 购物训练任务实施流程

流程	任　务	示范
工作准备	1. 环境准备:提前与家属沟通购物要去的超市(商场)、出行的路线、超市的环境、路面、无障碍设施情况	图 2-4-3-1　任务场景图
	2. 照护员准备:掌握外出陪同购物照护的知识及照护技能。	
	3. 老年人准备:一般情况良好、情绪稳定,能积极配合。	图 2-4-3-2　训练物品
	4. 物品准备:购物清单、购物袋/购物车、钱币/购物卡/银行卡、记录本、签字笔。	
沟通评估	1. 沟通:向老年人解释任务目的、照护操作的时间、关键步骤;讲解需要注意和(或)配合的内容;询问老年人对操作过程是否存在疑问等。 2. 评估:对老年人进行综合评估(可通过老年人和家属了解): （1）全身情况(精神状态、饮食、二便、睡眠等) （2）局部情况(肌力、肢体活动度等) （3）特殊情况(独自购物的能力、记忆力、空间定向力、计算能力等)	沟通评估

(续表)

流程	任　务	示范
实施过程	1. 指导老年人列购物清单。 2. 准备适当的零用钱。 3. 携带购物辅助器具(购物袋/购物车)。 4. 语言提示老年人去超市的步行路线。 5. 到超市后依据购物清单选物品。 6. 鼓励老年人到收银台结账。 7. 与老年人原路返回家中。 8. 将写好的购物流程交给老年人保存,并反复指导练习。	操作视频 购物训练
观察整理记录	1. 照护员随时观察老年人反应及感受,随时提醒老人正确操作。 2. 发现异常立即停止。 3. 老年人表现有进步时应及时给予鼓励。 4. 洗手。 5. 记录(训练时间、内容,老年人感受、反应等)。	图 2-4-3-3　整理记录

课后拓展

孙爷爷,可独立进食、洗澡、穿衣服、大小便;可独立完成床椅转移、平地行走;上下楼梯需使用拐杖帮助;视力较好,能看清书报上的大字体;听力良好,可正常交谈、沟通交流条理清晰;计算能力有所下降。(情境案例请扫二维码)

情境案例

任务:

1. 请照护员为孙爷爷制订生活能力康复训练方案。
2. 请为孙爷爷进行购物训练(模拟＋真实场景),每天 1 次,每次 30 分钟。
3. 根据康复训练情况,撰写 1 份反思报告。

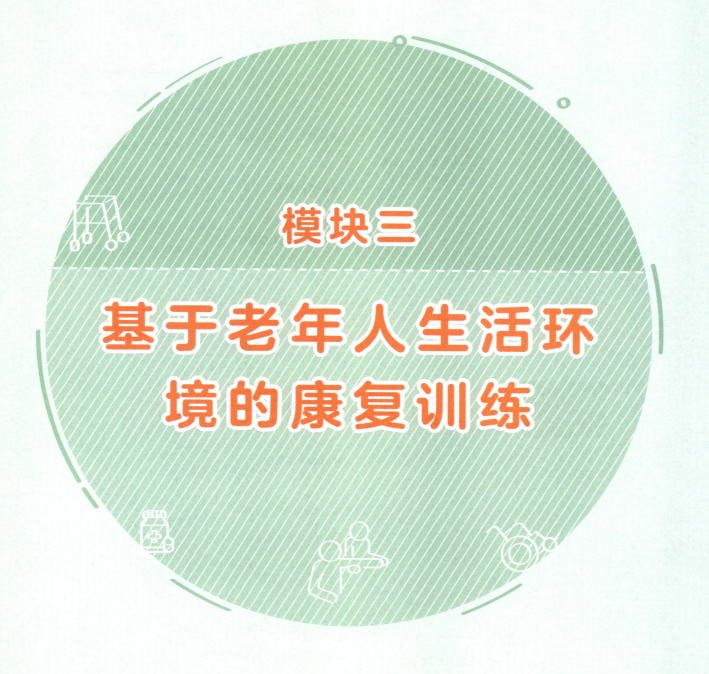

模块三

基于老年人生活环境的康复训练

模块导图

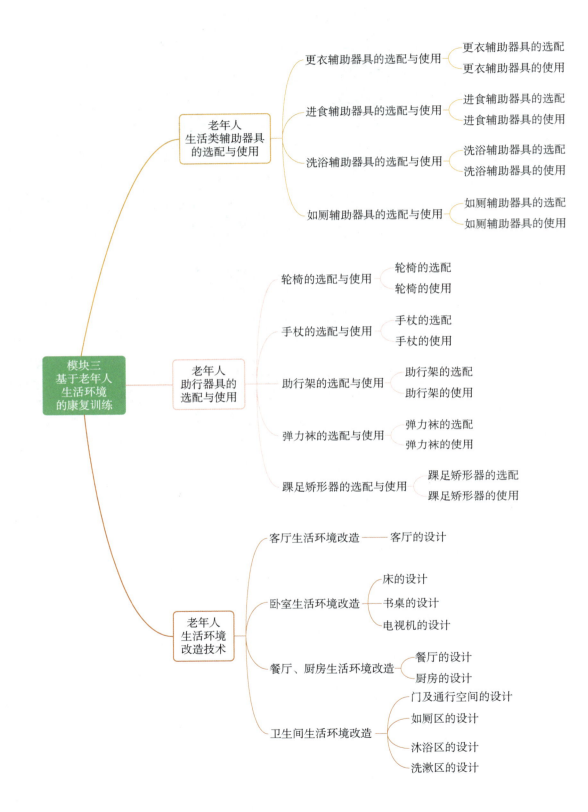

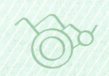

项目一

老年人生活类辅助器具的选配与使用

任务1 更衣辅助器具的选配与使用

任务情境

王奶奶,72岁,退休教师,患有糖尿病10年,弯腰困难,3年前患脑梗死导致右侧上肢精细动作不灵敏,请为她选择合适的更衣辅助器具。

学习目标

1. 能说出老年人更衣辅助器具的种类、功能特点及适用人群特点。
2. 能够为老年人正确地选用更衣辅助器具。
3. 具有善于与老年人沟通的社会素质、为老年人提供用心服务的专业素质。

任务书

为老年人选配更衣辅助器具并指导其使用。

获取资讯

1. 结合王奶奶的具体情况,哪些更衣辅助器具适合王奶奶呢?
2. 哪些更衣辅助器具可以帮助王奶奶独立完成穿衣、穿袜、穿鞋等活动?
3. 结合不同老年人的具体情况,如何提供更衣辅助器具选配与使用的个性化服务?

知识链接

一、核心概念

1. 康复辅助器具

康复辅助器具是指改善、补偿、替代人体功能,进行辅助性治疗以及预防残疾的产品,包括器具、设备、仪器、技术和软件。康复辅助器具既有如外骨骼康复机器人等高科技产品，也有如拐杖等简单实用的产品，适用人群主要包括残疾人、老年人、伤病人。根据我国《康复辅助器具 分类和术语》(GB/T16432-2016)，康复辅助器具产品划分为12个主类、130个次类、794个支类，主类具体包括：①矫形器和假肢；②个人移动辅助器具；③个人生活自理和防护辅助器具；④家庭和其他场所使用的家具及其适配件；⑤沟通和信息辅助器具；⑥个人医疗辅助器具；⑦技能训练辅助器具；⑧操作物品和器具的辅助器具；⑨环境改善和评估辅助器具；⑩家务辅助器具；⑪就业和职业培训辅助器具；⑫休闲娱乐辅助器具。本项目提到的辅助器具属于第三大主类中的个人生活自理的辅助器具，主要是辅助老年人利用残存功能，不须依赖外界能源，单凭老年人自身能力即可独立完成日常生活活动的器具，多与上肢功能和日常生活活动有关。指导老年人选择合适的辅助器具，减少老年人因功能退化产生的影响和对他人的依赖，从而提高老年人自理能力，提高老年人的生活质量和社会参与能力，树立老年人生活的信心。

二、基本知识

（一）老年人衣物选择的原则

老年人体力衰退、机体抵抗能力变弱，体温调节功能降低，皮肤汗腺萎缩，冬怕冷、夏惧热。因此，老年人衣着服饰的选择，应以暖、轻、软、宽大、简单为原则。

(1) 选择老年人的衣物要注意舒适性，讲究色彩，注重整洁。

(2) 可选择容易穿脱的布料和款式，例如前系扣的衣服和浴衣等。

(3) 老年人的衣服要求宽大、轻软、合体，穿起来感觉舒适，同时衣服样式要简单、穿脱方便。不宜穿套头衣服、纽扣多的衣服，宜穿对襟服装。

（二）服饰选配

老年人应选择方便穿脱的衣物，上衣以宽松、前开身的为宜，衣扣可改为按扣、尼龙搭扣或魔术贴，裤子可选用松紧带裤腰或背带挂钩式。老年人应选择软底、不系带的鞋，鞋后帮最好稍硬些，便于穿脱。

1. 易穿脱护理服

适用于严重功能障碍、长年卧床、需进行局部身体清洗换药及因其他原因需他人协助穿脱衣的老年人。衣服从肩部到下摆可整体打开成一片式，也可部分开合，门襟采用魔术贴设计，一撕即开，易穿易脱，简单方便。如图3-1-1-1所示。

2. 袜子的选配

(1) 无缝袜：适用于循环障碍老年人、糖尿病老年人使用，一般采用软性丙烯酸纤维材料制成，光滑舒适，没有压力点，形状可随脚、踝和腿的生理形状变化而改变。

(2) 加大袜子：适用于脚部水肿或患有糖尿病的老年人，棉质，袜口加宽。

(3) 压力袜：适用于有循环障碍的老年人，提供不同大小的压力，高度至膝下，踝部压力值最大，至腿部压力递减。

3. 鞋的选配

(1) 前部可调节鞋：适用于患有糖尿病，或因其他足部疾病足部肿胀的老年人。使用轻质材料制作，脚背鞋帮可展开至脚尖位置，用宽的魔术带固定，可调节松紧，好穿又好脱。

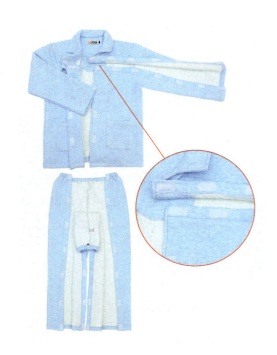

图3-1-1-1 易穿脱护理服

鞋底耐磨,并进行防滑设计,加大与地面的摩擦牢牢抓地,穿上走路稳当,鞋头设计为加宽加肥圆形鞋头,打造鞋内舒适空间,穿上不挤脚。如图3-1-1-2所示。

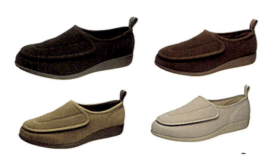
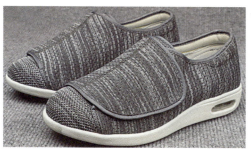

图3-1-1-2 前部可调节鞋

（2）老人防滑鞋:适用于所有老年人。鞋底采用特殊防滑设计,增加与地面的摩擦力,大幅度增加防滑系数,防滑程度可达45度。鞋床采用磨砂纹,或其他防滑纹理设计,通过导流槽疏导鞋床积水,有效增加脚面摩擦力,既可保持脚部的干爽,又可防滑。如图3-1-1-3所示。

（三）取物辅助器具

常见取物辅助器具主要有取物器,适用于行动障碍者,弯腰不易、身材短小的老年人。一般用铝合金材质制成,轻便耐用,U形钳口的表面用硬质的橡胶或PP材质包裹,可防滑脱,有些取物器带有磁铁,可以吸取掉落的钥匙。手柄呈一定角度弯曲,有利于手部力量发挥,实现有效抓握,手柄处有一食指支撑以获得更高的精确度;有些取物器钳口设计有鞋拔,可一物多用,另有一些取物器为可折叠,方便收纳携带。如图3-1-1-4所示。

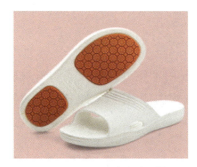
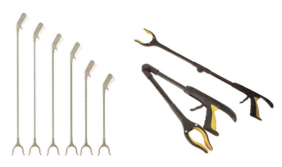

图3-1-1-3 老人防滑鞋　　　　　　图3-1-1-4 取物辅具

（四）穿衣辅助器具

（1）穿衣杆:适用于偏瘫、单手功能障碍、脊柱强直、腰椎病变弯腰困难的老年人。塑胶长把方便手持拿握,前端有两个塑料小钩,用于钩住衣服。有些穿衣杆手柄设计为鞋拔,可一物多用,另有一些穿衣杆可折叠,方便收纳携带。如图3-1-1-5所示。

（2）系扣辅助器:适用于手部掌指关节屈曲严重受限,握力严重不足或功能障碍的老年人。系扣辅助器主要由套圈和手柄组成,套圈呈U形,可多次加热软化重新塑型,手柄的材质无毒、无害、抗菌环保、易于清洁、不易褪色,有些系扣辅助器手柄另一头设有拉链辅助器。使用时,手握住手柄,将系扣辅助器放在衣服扣眼外侧,使套圈细端从扣眼进入,套入纽扣底部,拉紧套圈带动纽扣从扣眼中穿过,移开套圈,纽扣自然定位。如图3-1-1-6所示。

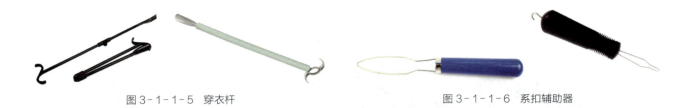

图 3-1-1-5 穿衣杆　　　　　　　　图 3-1-1-6 系扣辅助器

（3）拉链辅助器：适用于手部掌指关节屈曲严重受限，握力严重不足的老年人。手柄为塑胶材质，粗大圆钝，方便手持抓握，拉杆前端设有拉钩，方便老年人拉拉链。如图 3-1-1-7 所示。

（4）提裤带：适用于行动障碍者，弯腰不易的老年人。一般为尼龙材质，设计简单，易收纳。如图 3-1-1-8 所示。

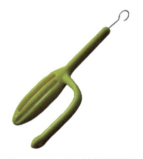

图 3-1-1-7 拉链辅助器　　　　　　图 3-1-1-8 提裤带

（五）穿袜辅助器具

常见穿袜辅助器具即穿袜器，适用于不能弯腰或在穿袜时有其他运动障碍的老年人使用。一般为柔韧、透明的塑料板，下面有泡沫橡胶垫以固定袜子。使用时，先将塑料板卷成管状，将袜子套在穿袜器外侧，伸入脚，上拽绳索手柄将袜子穿到位。如图 3-1-1-9 所示。

（六）穿鞋辅助器具

常见的穿鞋辅助器具有鞋拔，适用于不便弯腰的老年人。一般用木质、PP 材质或塑料材质制成，可根据身高选择长度。使用时先将前脚掌伸入鞋中，再将鞋拔插入鞋跟内侧，让脚后跟顺着鞋拔滑进鞋子，最后抽出鞋拔。如图 3-1-1-10 所示。

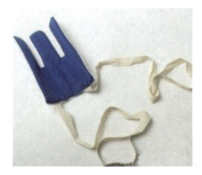
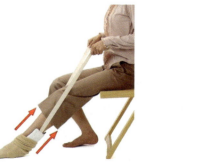
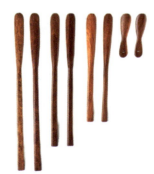

图 3-1-1-9 穿袜辅具　　　　　　　图 3-1-1-10 穿鞋辅具

三、任务实施

本任务为更衣辅助器具的选配及使用，具体实施流程如表 3-1-1-1 所示。

表 3-1-1-1　更衣辅助器具的选配及使用任务实施流程

流程	任　务	示范
工作准备	1. 环境准备：环境整洁、安静、宽敞、明亮，温度适宜，无异味，地面无湿滑、无障碍物。 2. 照护员准备：仪表端庄，着装整洁，洗净双手，了解老年人一般状况、活动能力及病情，熟悉更衣辅助器具的使用方法。 3. 老年人准备：老年人生命体征平稳，可以配合操作。 4. 物品准备：普通衣物、袜子、鞋子、护理服、穿衣杆、系扣辅助器、穿袜器、鞋拔。	图 3-1-1-11　任务场景图 图 3-1-1-12　训练物品
沟通评估	1. 沟通：向老年人解释更衣辅助器具选配及使用的目的，取得配合。 2. 评估：对老年人进行综合评估（可通过老年人和家属了解） （1）老年人身体功能评估：评估老年人上肢活动能力。 （2）老年人需求评估：评估老年人对更衣的基本需求及存在的主要问题。 （3）更衣辅助器具评估：判断更衣辅助器具是否可以满足服务对象的需求，平衡更衣辅助器具的功用与老年人的需求之间的差异。	沟通评估
实施过程	穿衣辅助器具选配及使用： 1. 指导并协助老年人穿好一侧衣袖。 2. 指导并协助老年人使用穿衣杆穿好另一侧衣袖。 3. 指导并协助老年人使用系扣辅助器扣好衣扣。 （1）指导并协助老年人将套圈穿入扣眼中。 （2）指导并协助老年人用套圈套住扣子。 （3）指导并协助老年人向外拉手柄，直至扣子在套圈的带动下完全从扣眼出来。 4. 指导并协助老年人使用提裤带穿好裤子。 （1）指导并协助老年人打开塑料夹。 （2）指导并协助老年人把夹子扣在裤子上。 （3）指导并协助老年人把脚放在裤子里。 （4）指导并协助老年人拉起裤子。	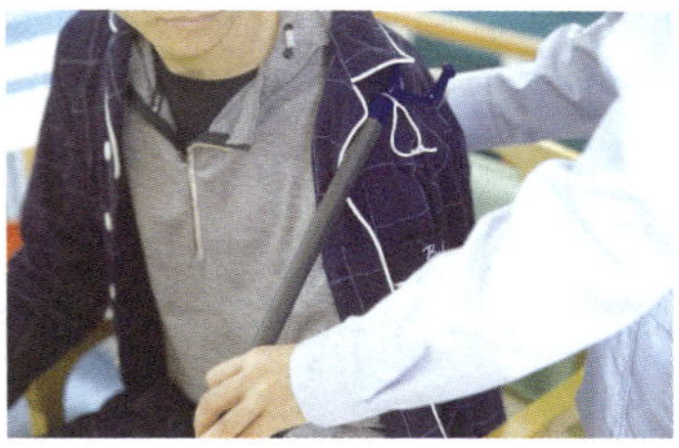 图 3-1-1-13　穿衣杆的使用 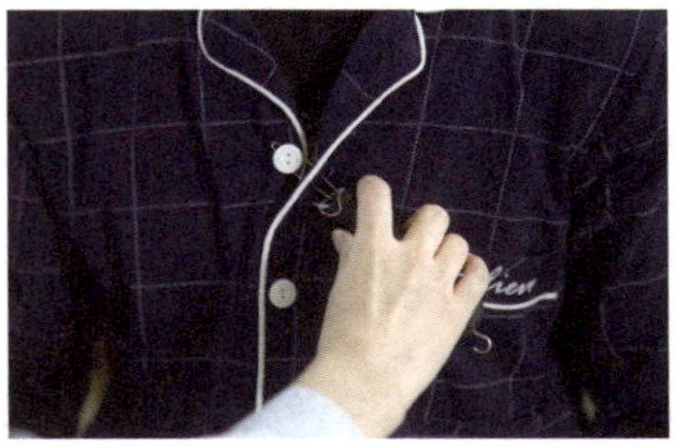 图 3-1-1-14　系扣辅助器的使用
	穿袜辅助器具选配及使用： 1. 指导老年人把袜子从穿袜辅助器没有带子的一端套进去。 2. 指导老年人用手抓住穿袜辅助器尾部带子，把穿袜辅助器放在脚前面的地板上。 3. 指导老年人把脚掌伸进袜子里，然后拽住带子往上拉穿袜辅助器。 4. 指导老年人继续往上拉带子，直到穿袜辅助器脱离袜子。	

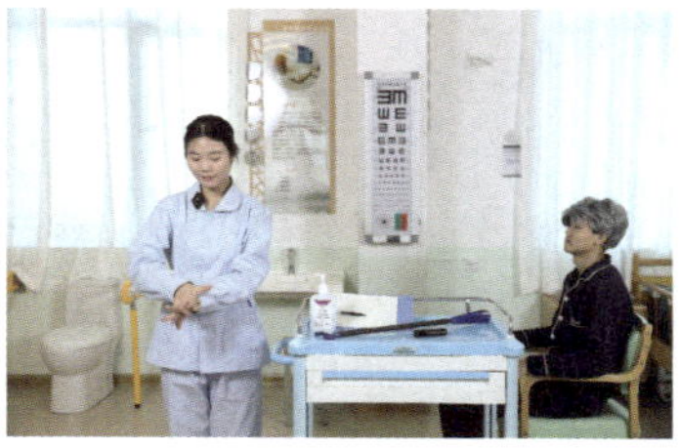

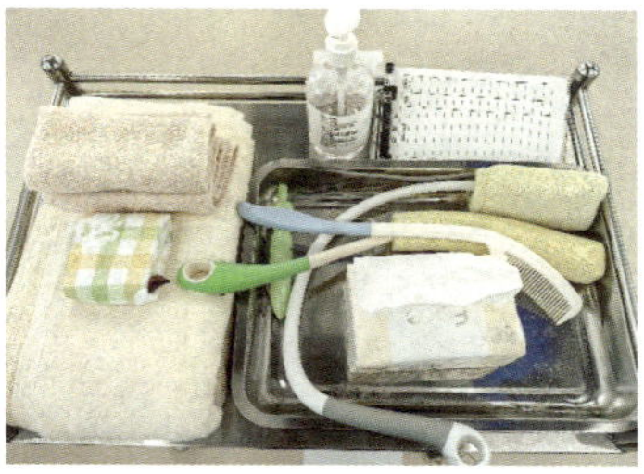

(续表)

流程	任务		示范
实施过程	穿鞋辅助器具选配及使用	1. 指导老年人根据身高选择合适长度的鞋拔。 2. 指导老年人握住鞋拔的握柄,将其放进鞋跟部。 3. 指导老年人将脚穿进鞋子。 4. 指导老年人将鞋拔拔出。	图 3-1-1-15 穿鞋辅助器的使用
观察整理记录	1. 照护员随时观察老年人反应及感受,随时为老年人擦净汗液。 2. 发现异常立即停止。 3. 老年人表现有进步时应及时给予鼓励。 4. 洗手。 5. 记录(训练时间、内容、老年人感受、反应等)。		图 3-1-1-13 整理记录

📋 课后拓展

钱爷爷,神志清楚,右侧肢体活动障碍,右上肢屈曲于胸前,右下肢无力,左侧上肢功能正常,左侧下肢活动良好。卧床为主,协助下可坐起,勉强维持体位稳定。(情境案例详情请扫二维码)

任务:
1. 请照护员为钱爷爷制订生活能力康复训练方案。
2. 请指导钱爷爷及保姆进行更衣辅助器具的选配与使用训练,每天1次,每次30分钟。
3. 根据康复训练情况,撰写1份反思报告。

任务 2 进食辅助器具的选配与使用

🏸 任务情境

李奶奶,86 岁,患关节炎多年,手指严重畸形,抓握能力差,肩、肘、腕关节活动受限,她在独立完成进食动作时非常困难。请为其选配合适的进食辅助器具,使其能够顺利完成独立进食动作。

📖 学习目标

1. 能说出老年人进食辅助器具的种类、功能特点及适用人群特点。
2. 能够为老年人正确地选用进食辅助器具。
3. 具有善于与老年人沟通的社会素养、用心为老年人提供服务的专业素养。

📖 任务书

为老年人选配进食辅助器具并指导其使用。

📝 获取资讯

1. 目前常见的进食辅助器具有哪些？
2. 结合李奶奶的具体情况，哪些进食辅助器具适合李奶奶呢？哪些进食辅助器具可以帮助李奶奶完成独立进食活动？
3. 结合不同老年人的具体情况，如何提供进食辅助器具选配与使用的个性化服务？

🏠 知识链接

一、核心概念

1. 进食辅助器具

进食辅助器具也称为进食辅具，是指针对肢体功能障碍的老年人设计的餐具或其他辅助器具，以提高老年人餐具的使用能力，减少用餐障碍，增进老年人自我进食能力，让老年人能够自主、自在地享受用餐。

2. 老年人进食辅助器具的选用原则

在中国，常用的餐具有碗、筷、匙、盘、碟等，材质主要有木头、陶瓷、不锈钢、塑料、硅胶等。在为老年人进行餐具选配时，应注意安全、适用、舒适、耐用等原则。

（1）确保材料安全无毒和色彩纯净，避免使用铝制餐具。

（2）质量轻，大小适中，外形要符合老年人的使用习惯。老年人的抓握能力变弱，所以要尽量根据老年人手部特征来选择整体和细节结构合适的进食辅助器具，方便老年人使用。

（3）防滑耐摔。餐具与手部接触面要有摩擦力，不容易失手滑落和倾倒，防止出现洒漏。

（4）保温性能要突出。老年人因为自身机能水平的降低，会产生食欲不佳、咀嚼缓慢、注意力不集中的情况，因此进食速度也会趋于迟缓，必须使用保温且能够随时加热的材质。

（5）餐具的材质要光滑、易于清洗，不易留污垢，产品的表面不适合做印花等容易出现刮花和剥落现象的装饰，以免出现误食。

二、基本知识

1. 餐具选配

（1）防洒碗：适用于偏瘫，上肢截瘫，手僵硬、挛缩等无法端碗的老年人。其带吸盘的底座使碗底牢固吸附于桌面，不会翻倒；高沿手持功能避免平沿碗手端烫手或溢出；一般采用硅胶和塑料材质，不易摔碎。需在光滑的桌面上使用。如图3-1-2-1所示。

（2）防洒盘：适用于手部残疾、脑瘫、上肢受伤、脑卒中、手部挛缩等导致单臂、上肢动作不协调的老年人。盘底座由吸盘固定，防止滑动。盘子上附带有吸盘的

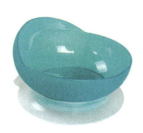

图3-1-2-1 防洒碗

开口挡板，吸盘用于固定，开口挡板可防止食物外洒，方便使用者取用食物，辅助使用者自行完成进食动作。如图3-1-2-2所示。

(3) 大手柄汤碗：适用于手抖或手部握力不足的老年人。一般用聚丙烯等耐高温材质制作而成，大手柄设计，可以帮助老年人很好地持握。如图3-1-2-3所示。

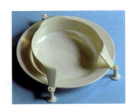
图3-1-2-2 防洒盘

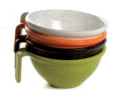
图3-1-2-3 大手柄汤碗

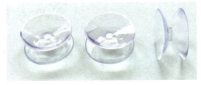
图3-1-2-4 防滑餐垫或餐具防滑吸盘

(4) 防滑餐垫或餐具防滑吸盘

适用于所有老年人尤其是上肢功能障碍者。防滑垫一般由PVC或硅胶材质工艺加工而成，吸盘一般为硅胶材质，可以与家庭一般的餐具组合使用，起到防滑的作用。如图3-1-2-4所示。

2. 进食辅助器具

(1) 防水围裙或围兜：适合偏瘫、手功能障碍，特别是手颤抖的老年人使用，一般由防水防油渍材质制成，防止水、唾液或饭菜汤渗透到衣服里。围兜比围裙小，可根据老年人具体情况选择大小合适的围裙或围兜。如图3-1-2-5所示。

(2) 助食筷子：适用于手抖、握力不足、手痉挛、抗阻运动差、手部僵硬等导致上肢动作不协调的老年人。助食筷子可自动张开，不分左右手，持筷法多样，老年人一捏便可较为轻松地自行夹起食物，也可用于训练老年人持捏筷子的能力。如图3-1-2-6所示。

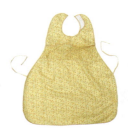
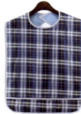
图3-1-2-5 防水围裙或围兜

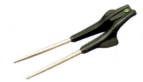
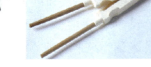
图3-1-2-6 助食筷子

(3) 弯头勺：适用于手部功能障碍的老年人，一般为不锈钢材质，手柄分有系带和无系带两种，弯头设计便于送餐，勺子分左右手设计，可以适合不同习惯的人群使用。如图3-1-2-7所示。

(4) 成人记忆勺子：适用于手把持能力低下或无把持能力、手关节僵直变形、手抖、手部不灵活、手指痉挛的老年人。手柄材质为形状记忆聚合物，照护人员能根据老年人手指、手腕、手肘等的伸展情况来加热手柄，使之变形成适合手部舒适完成动作的形状，辅助使用者训练手持握能力与独立完成进食动作的能力。手柄可无限次加热软化重新塑型，柔韧性强，材质无毒、无害、环保、易于清洁、不易褪色。因重塑手柄需要使用热水，要注意防止烫伤。如图3-1-2-8所示。

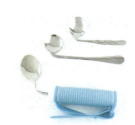
图3-1-2-7 弯头勺

(5) 扣带手柄勺(叉)：适用于上肢及神经系统功能有障碍、手指痉挛、手握力不足的老年人自主进食。把手采用凹凸面设计，能够防滑。可调节硅胶手带可根据不同的手型，以及舒适程度调节松紧。旋转勺头(叉头)可360度旋转，适合于不同使用角度，使用更舒适。如图3-1-2-9所示。

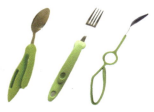

图 3-1-2-8 成人记忆勺子

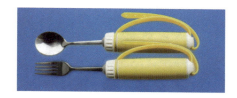

图 3-1-2-9 扣带手柄勺（叉）

三、任务实施

本任务为进食辅助器具的选配及使用，具体实施流程如表 3-1-2-1 所示。

表 3-1-2-1 进食辅助器具的选配及使用任务实施流程

流程	任 务	示范
工作准备	1. 环境准备：环境整洁、安静、宽敞、明亮，温度适宜，无异味，地面无湿滑、无障碍物。 2. 照护员准备：仪表端庄，着装整洁，洗净双手，了解老人一般状况、活动能力及病情，熟悉进食辅助器具的使用方法。 3. 老年人准备：老年人生命体征平稳，可以配合操作。 4. 物品准备：适量米饭、适量烹饪好的菜品、防洒盘、助食筷子、助食勺、助食叉、记忆勺、记忆叉等。	图 3-1-2-10 任务场景图 图 3-1-2-11 训练物品
沟通评估	1. 沟通：向老年人解释进食辅助器具选配的目的，取得配合。 2. 评估：对老年人进行综合评估（可通过老年人和家属了解） （1）老年人身体功能评估：评估老年人上肢活动能力。 （2）老年人需求评估：评估老年人预期进食能力、基本需求及存在的主要问题。 （3）进食辅助器具评估：判断进食辅助器具是否可以满足服务对象的需求，平衡进食辅助器具的功用与老年人的需求之间的差异。	沟通评估
实施过程	1. 餐具选配 （1）根据老年人情况和食物情况选择合适的防洒碗或防洒盘。 （2）盛放好食物。 （3）指导并协助老年人摆放好餐具。 2. 进食辅助器具的选配及使用 （1）为老年人选择合适的围兜，指导并协助老年人佩戴好围兜。 （2）根据老年人上肢功能依次让老年人尝试使用助食筷子、记忆勺，并指导老人使用，为老年人选择合适的进食辅助器具。 （3）指导并协助老年人使用进食辅助器具。	防洒碗的使用 助食筷的使用

(续表)

流程	任 务	示范
观察整理记录	1. 照护员随时观察老年人反应及感受,随时为老年人擦净汗液。 2. 发现异常立即停止。 3. 老年人表现有进步时应及时给予鼓励。 4. 洗手。 5. 记录(训练时间、内容,老年人感受、反应等)。	图 3-1-2-12 整理记录

课后拓展

吴奶奶,神志清楚,言语欠流利。左侧肢体基本正常,右侧肢体能抬离床面,卧床为主,情绪低落。目前吴奶奶翻身、起坐、穿脱衣、洗漱、进食、床-轮椅转移均需协助。(情境案例详情请扫二维码)

任务:

1. 请照护员为吴奶奶制订生活能力康复训练方案。
2. 请指导吴奶奶进行进食辅助器具的选配与使用训练,每天1次,每次30分钟。
3. 根据康复训练情况,撰写1份反思报告。

情境案例

任务 3　洗浴辅助器具的选配与使用

任务情境

张奶奶,72岁,5年前因脑梗死出现右侧肢体偏瘫。右下肢肌力2级,右上肢肌力3级,左侧肢体肌力正常。请为张奶奶选配合适的洗浴辅助器具,帮助她独立完成洗浴活动。

学习目标

1. 能阐述老年人洗浴辅助器具的种类、功能特点及适用人群特点。
2. 能为老年人选配合适的洗浴辅助器具并指导其正确使用。
3. 尊老、爱老、助老,具有具体问题具体分析的意识。

任务书

为老年人选配合适的洗浴辅助器具,并指导其使用。

任务分组表　　学习准备单　　评价反馈表

获取资讯

1. 目前常用的洗浴辅助器具有哪些？
2. 根据张奶奶目前的身体状况，洗浴过程中，哪些环节需要辅助？
3. 结合张奶奶的具体情况，哪些洗浴辅助器具适合张奶奶呢？有哪些洗浴辅助器具可以帮助张奶奶在家独立完成洗浴活动？

知识链接

一、核心概念

洗浴辅助器具是指针对老年人洗浴能力减弱或丧失而设计的，能够有效防止、补偿、减轻，或替代老年人洗浴能力的产品、器械、设备或技术系统。

二、基本知识

（一）洗浴板/椅/床

1. 浴缸洗浴板

适用于脊髓损伤、平衡能力差、运动障碍的老年人。浴缸洗浴板可放置在浴缸两侧之间，板面打孔便于排水，适合各种浴缸。

2. 洗浴椅

（1）普通洗浴椅：适用于平衡能力差、运动障碍的老年人。由高硬度塑料材质的椅面、椅背和铝合金或不锈钢架组成，椅子高度可以调节，椅背或两侧设有扶手，椅面上有小孔和 U 形空挡，方便渗水或清洗下身。椅腿有四个橡胶头防滑垫，保持椅子稳定无滑动。如图 3-1-3-1 所示。

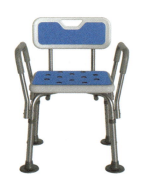
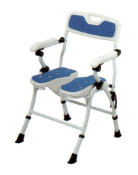
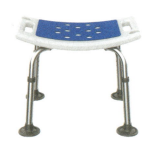

图 3-1-3-1　普通洗浴椅

（2）折叠式洗浴椅：适用于平衡能力差、运动障碍的老年人。带有排水孔，有防水、防味、抗菌功能，椅垫可拆卸，方便清洁打扫。洗浴椅可以折叠，体积小巧、收纳方便。如图 3-1-3-2 所示。

（3）带轮洗浴椅：适用于严重运动障碍、脊髓损伤的老年人。其座椅高度可以调节，扶手可以上下抬起，便于老年人身体左右移动和在床椅间移动。椅面为防水防菌材质，柔软舒适。U 形座面方便清洗下身。靠背可以拆卸清洗，脚踏可以上下折叠，四个万向轮便于室内移动。前轮有刹车装置，可以保证洗浴椅的稳定安全。带轮洗浴椅适合偏瘫及肢体障碍、长期卧床的老年人使用。如图 3-1-3-3 所示。

3. 洗浴床

（1）淋浴推床：适用于严重肢体障碍老年人。床体有升降调节功能，床上有防水泡沫垫，设有排水盘。

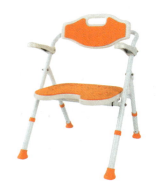
图 3-1-3-2 折叠式洗浴椅

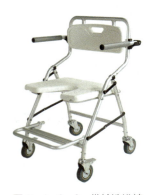
图 3-1-3-3 带轮洗浴椅

床边有护栏和护栏锁定插销,保证洗浴时的安全。轮椅床下有 4~6 个万向轮,便于床体移动。如图 3-1-3-4 所示。

(2) 洗澡机:适用于严重肢体活动障碍、长期卧床的老年人。有担架式的及轮椅式的,可将老年人直接推入洗澡机,通过电动控制系统完成冲洗、擦拭、按摩及上下水等全过程,洗澡机前端设有洗头装置,通过淋浴喷洒清洗头部。洗澡机右侧有窗口,便于观察人体在洗澡机里的状态。如图 3-1-3-5 所示。

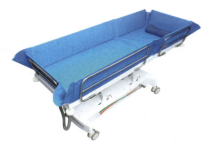
图 3-1-3-4 淋浴推床

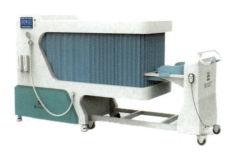
图 3-1-3-5 洗澡机

(二) 洗浴工具

图 3-1-3-6
搓背刷

(1) 搓背刷:适用于偏瘫及上肢功能障碍的老年人。其刷头有丝绒材质刷头、毛刷材质刷头等,长把手柄方便抓握,手柄弯曲度较大,使手臂运动受限者更容易够到后背及其他需要洗浴的位置。如图 3-1-3-6 所示。

(2) 搓脚刷:适用于患有糖尿病、关节炎或运动障碍的老年人。其毛质柔软,手柄宽大,方便手持拿握。搓脚刷用于足部的清洗,特别是有糖尿病足的老年人,需要精细护理足部,防止病足的破溃感染。

(三) 浴室配件

(1) 防水护浴套:适用于四肢有伤口需要保护的老年人。防水护浴套由塑料套和封胶弹力圈组成,有良好的密闭作用,可防止洗浴时浸湿身体。防水护浴套尤其适合有糖尿病足或下肢静脉曲张破溃等肢体局部损伤者使用。使用前注意检查防水护浴套是否有破损。如图 3-1-3-7 所示。

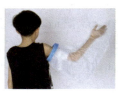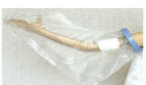
图 3-1-3-7 防水护浴套

(2) 感应肥皂盒：适用于偏瘫及手功能障碍的老年人。其内装有红外线感应装置，当使用者手接近皂液出口时，感应器感应到后分发预定量的皂液，干净、方便、简洁。

(3) 安全踏板

① 防滑垫：适用于所有老年人。采用压敏胶乙烯基材料，放置在洗浴出入位置。防滑垫背面有吸盘，可以吸附在地砖上，防滑垫上面有柱状颗粒，老年人踏在上面不易滑倒。

② 安全条：适用于平衡能力差或运动障碍的老年人。这些片状带有自黏性的安全条可以放在任意需要的地方，提供浴缸或浴室的防滑牵引力。

三、任务实施

本任务为洗浴辅助器具的选配和使用，帮助老年人独立完成洗浴活动。具体实施流程如表3-1-3-1所示。

表3-1-3-1 洗浴辅助器具的选配和使用任务实施流程

流程	任务	示范
工作准备	1. 环境准备：环境整洁、安静、宽敞、明亮，温度适宜，地面无湿滑、无障碍物。 2. 照护员准备：仪表端庄，着装整洁，洗净双手，了解老年人一般状况、活动能力及病情。 3. 老年人准备：老年人生命体征平稳，可以配合操作。 4. 物品准备：纸、笔、椅子、合适的洗浴辅助器具。	图3-1-3-8 任务场景图 图3-1-3-9 训练物品
沟通评估	1. 沟通：向老年人解释洗浴辅助器具选配的目的、方法流程，取得配合。 2. 评估：对老年人进行综合评估（可通过老年人和家属了解） （1）老年人身体功能评估：评估老人洗浴能力；评估老人肢体活动能力。 （2）老年人需求评估：评估服务对象的需求及存在的主要问题。 （3）洗浴辅助器具评估：判断洗浴辅助器具是否可以满足服务对象的需求，平衡洗浴辅助器具的功用与老年人的需求之间的差异。 （4）老年人住处洗浴环境评估：空间大小、洗浴设施等。	沟通评估
实施过程	1. 为老年人选配洗浴辅助器具并指导使用 （1）根据评估结果，为老年人选配洗浴凳/椅/床，并指导老年人试用。 （2）根据评估结果，为老年人选配搓背刷、搓脚刷、毛巾绞干器等洗浴工具，并指导老年人试用。 （3）根据评估结果，为老年人选配防水护浴套、感应肥皂盒、防滑垫等浴室配件，并指导老人试用。	

(续表)

流程	任 务	示 范
	2. 指导老年人模拟独自洗浴过程 （1）准备好洗浴设施及拟选配的洗浴辅助器具，放置在合适的位置。 （2）指导老年人模拟自行洗澡过程（不需要放水），注意保障老年人的安全。	
	3. 确定洗浴辅助器具选配方案 （1）确定辅助器具为借用、试用、租借或直接购买。 （2）确定是直接应用市售辅助器具，还是在市售辅助器具基础上进行改良，或是量身定做需要的辅助器具。	图3-1-3-10 搓背刷的使用
观察整理记录	1. 随时观察老年人反应及感受。 2. 发现异常及时处理。 3. 老年人表现有进步时应及时给予鼓励。 4. 洗手。 5. 记录（辅助器具处方）。	图3-1-3-11 整理记录

课后拓展

张爷爷意识清楚，能正常交流。其右侧肢体欠灵活，左侧肢体活动正常，需要助行器协助行走，穿脱衣、洗漱、进食、洗浴等均需少量协助。（情境案例详情请扫二维码）

任务：

1. 请照护员为张爷爷制订生活能力康复训练方案。
2. 请指导老人进行洗浴辅助器具的选配与使用训练，3天1次，每次20分钟。
3. 根据康复训练情况，撰写1份反思报告。

情境案例

任务4 如厕辅助器具的选配与使用

任务情境

王爷爷，66岁，10年前因交通事故致不完全性脊髓损伤而出现双下肢截瘫，能够感知和控制大小便。体查：神清，感知觉与沟通能力可，生命体征平稳，双下肢肌力0级，双上肢肌力正常。

学习目标

1. 能说出老年人如厕辅助器具的种类、功能特点及适用人群特点。

2. 能为老年人选配合适的如厕辅助器具并指导其正确使用。
3. 尊老、爱老、助老，具有具体问题具体分析的意识。

任务书

为老年人选配合适的如厕辅助器具，并指导其使用。

获取资讯

1. 目前常用的如厕辅助器具有哪些？
2. 王爷爷要完成如厕活动，在哪些环节需要帮助？哪些如厕辅助器具可以帮助王爷爷在家独立完成如厕活动？
3. 结合不同老年人的具体情况，如何提供如厕辅助器具选配与使用的个性化服务？

知识链接

一、核心概念

如厕辅助器具是指针对老年人如厕能力减弱或丧失而设计的，提供如厕便利的产品和设备。

二、基本知识

如厕辅助器具包括排尿辅助器具、排便辅助器具和坐便椅等。

（一）排尿辅助器具

1. 导尿收集袋

（1）穿戴式缚腿闭口尿袋：适用于尿失禁或下肢活动障碍的老年人。可穿戴，不含PVC，不含引流管，用于收集尿液的穿戴式柔软容器，不带排出内容物的开口。穿戴方式为自粘型，贮尿袋和导尿管可固定在身体上，安全隐蔽，方便外出。

（2）穿戴式缚腿开口贮尿袋：适用于乘坐轮椅的男性老年人。附在腿上一端开口的尿袋，由可固定在腿部的PVC透明方形尿袋、导尿管、阴茎尿套、引流阀和固定带组成。适用于男性排尿障碍者，可用来收集尿液，下端随时可打开放出尿液。贮尿袋和导尿管可固定在身体上，安全隐蔽，方便外出。

（3）非穿戴式闭口贮尿袋：适用于尿失禁或重症卧床老年人。非穿戴型，无引流管，带有刻度。适用于排尿障碍者，可用来收集尿液，贮尿袋可固定在床旁或其他家具上。该类型贮尿袋不带排出内容物的开口。袋子和导尿管一起使用。

（4）非穿戴式开口贮尿袋：适用于尿失禁老年人。可收集和帮助排出尿液，防止逆行感染。贮尿袋有防反流阀、单向引流阀和导管，袋子表面有刻度。对于排尿障碍者，可用来收集尿液，贮尿袋可固定在床旁或其他家具上，下端开口可方便地放出尿液。如图3-1-4-1所示。

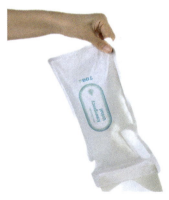

图3-1-4-1 贮尿袋

（5）男士贮尿瓶：适用于下肢活动障碍的老年人。聚乙烯合成材料制成，圆口，可供站立或卧位使用。

2. 导尿用品

（1）双腔气囊导尿管：适用于肢体障碍且需要留置导尿管的老年人。具有引流、导尿、冲洗、止血等功能。采用纯硅胶材料，由导管、两个气囊和接头组成。通常一腔引流尿液，另一腔注入生理盐水防止导尿管脱落，多在留置导尿管时使用。

（2）一次性使用导尿管：适用于尿潴留老年人，尤其是脊髓休克期或需要使用一次性导尿管的老年人。多用于临时性导尿，可与贮尿袋连接。由连接阀和管子组成，管子为 PVC 材料，表面涂有一层高分子材料 PVP，遇水后极其润滑，插拔管容易。

（二）失禁辅助器具

（1）尿垫：适用于尿频、尿失禁的老年人，多于白天或行走时使用，棉质表层，具有抗菌和抑制气味的作用。如图 3-1-4-2 所示。

（2）尿裤：适用于尿失禁老年人。防侧漏立体护围、棉质表层，具有抗菌和抑制气味作用，使用魔术贴连接。如图 3-1-4-3 所示。

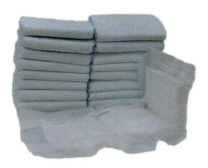

图 3-1-4-2　尿垫

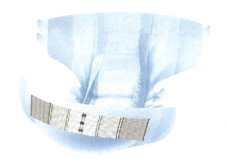

图 3-1-4-3　尿裤

（三）排便辅助器具

1. 造瘘术用品

（1）结肠造口袋：适用于肠造口手术后肛门改道的老年人。可避免因造口袋内污物溢出引起的皮肤红肿、糜烂和切口感染，可减轻老年人的痛苦及减少照护工作。双面天然软羊毛，带肉色衬垫和保护皮肤的气垫。如图 3-1-4-4 所示。

（2）尿路造口袋：适用于膀胱造瘘者。可以同绝大多数的排尿装置连接，不易出现渗漏，可防止逆行感染，具有柔软、透气、吸水性佳等功能。带有折式排尿阀，进口护肤佳粘胶，无纺布里衬。如图 3-1-4-5 所示。

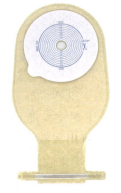

图 3-1-4-4　结肠造口袋

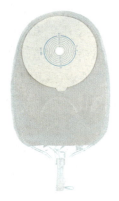

图 3-1-4-5　尿路造口袋

(3) 造瘘术护理辅助器具的压力绷带：适用于肠道造瘘者。用于帮助造瘘护理的压力绷带，且可作为造口区域放置各种黏性袋子的支架。采用硅胶隔离板凹槽，避免绷带滑掉且与身体密封。

(4) 造瘘口防护罩：适用于肠道造瘘者。用于保护造口老年人的造口免受外部感染的护罩。护罩中心环内含有药物、木炭过滤器。

（四）坐便椅及相关辅助器具

如厕活动对老年人躯体运动技能要求较高，老年人应具备坐位、站位平衡，握持扶手，身体转移等能力，如厕是老年人最希望解决但也是最难处理的问题之一。老年人如厕最好采用坐式，辅助器具可以辅助其独立完成如厕。

(1) 坐便椅（带脚轮或不带脚轮）：适用于身体虚弱或下肢肢体活动障碍的老年人。可放在蹲便器上使用，或直接使用便桶。对于房间离厕所较远，身体虚弱、腿部力量下降的老年人，为防止夜间上厕所摔倒并保证安全，可在床边放置坐便椅。椅子腿有可以升降的，扶手可翻折、拆卸。如图3-1-4-6所示。

(2) 智能全自动坐便器：适用于肢体障碍的老年人。它具有自动开闭、自动冲洗功能。产品在便座和便盖同时打开状态下被使用时，自动进行小冲洗；在便盖打开状态下被使用时，系统自动识别大小便，自动切换大小冲水状态。

(3) 坐便器垫：适用于肢体障碍的老年人。将其放在便桶、便盆或坐便椅上，使人感觉舒适和稳定，辅助坐位大小便。

(4) 坐便器增高器：适用于下肢活动障碍者，特别是髋、膝、踝关节障碍，下蹲、蹲起动作困难的老年人。由高强度塑料制成，有带扶手型、无扶手型，增高器与便桶座直径大小相同。增加坐便器高度的目的是减少身体下蹲的距离。

(5) 电动坐便升降器：适用于没有力量从坐便器上起身的老年人。由电机、升降结构、坐便器座、扶手和触摸控制手持机组成。

(6) 坐便器扶手围栏：适用于下肢活动障碍或蹲起、弯腰困难的老年人。为铝合金和塑料材质，扶手高度可以调节，用于支撑，辅助如厕蹲起。

(7) 坐便器起立架：适用于下肢活动障碍或蹲起、弯腰困难的老年人。放在坐便器一侧，一端固定在坐便器圈上，老人轻踩踏板，坐便器盖便会自动翻起，不用低头弯腰。

(8) 手纸夹：适用于手臂损伤、手损伤或手指不灵活的老年人。由固定手柄、活动手柄和夹子组成，材料为聚酰胺塑料。按动活动手柄，打开夹子，将手纸放入。清洁肛门区域后，再次按动活动手柄，打开夹子，手纸掉落到便池中。

(9) 转移板：适用于使用轮椅且需要实现轮椅和便座之间转移的老年人。采用高密度聚乙烯塑料材质，方便清洗，其底面有防滑垫，防止滑动或移动。如图3-1-4-7所示。

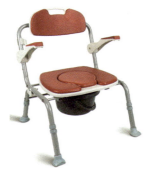

图3-1-4-6　坐便椅

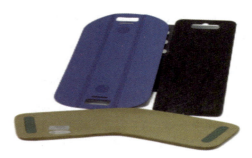

图3-1-4-7　转移板

三、任务实施

本任务为为老年人选配合适的如厕辅助器具,帮助老年人独立完成如厕活动。具体实施流程如表3-1-4-1所示。

表3-1-4-1　如厕辅助器具的选配与使用任务实施流程

流程	任　务	示范
工作准备	1. 环境准备:环境整洁、安静、宽敞、明亮,温度适宜,地面无湿滑、无障碍物。 2. 照护员准备:仪表端庄,着装整洁,洗净双手,了解老年人一般状况、活动能力及病情。 3. 老年人准备:老年人生命体征平稳,可以配合操作。 4. 物品准备:纸、笔、椅子、合适的如厕辅助器具。	图3-1-4-8　任务场景图 图3-1-4-9　训练物品
沟通评估	1. 沟通:向老年人解释如厕辅助器具选配的目的、方法、流程,取得配合。 2. 评估:对老年人进行综合评估(可通过老年人和家属了解) (1) 老年人身体功能评估:评估老年人如厕能力;评估老年人肢体活动能力。 (2) 老年人需求评估:评估服务对象的需求及存在的主要问题。 (3) 如厕辅助器具评估:判断如厕辅助器具是否可以满足服务对象的需求,评估如厕辅助器具的功用与老年人需求之间的差异。 (4) 老年人住处如厕环境评估:空间大小、如厕设施等。	操作视频 沟通评估
实施过程	1. 为老年人选配如厕辅助器具并指导使用 (1) 根据评估结果,为老年人选配排尿、排便辅助器具、失禁辅助器具,并指导老年人试用(或模拟使用)体验。 (2) 根据评估结果,为老年人选配坐便椅、智能全自动坐便器、坐便器垫、坐便器增高器、坐便器扶手围栏、坐便器起立架等,并指导老年人试用体验。 (3) 根据评估结果,为老年人选配手纸夹、转移板等,并指导老年人试用体验。 2. 指导老年人模拟独自如厕过程 (1) 准备好如厕设施及拟选配的如厕辅助器具,放置在合适的位置。 (2) 指导老年人模拟自行如厕过程,注意保障老年人的安全。 3. 确定如厕辅助器具选配方案 (1) 确定辅助器具为借用、试用、租借或直接购买。 (2) 确定是直接应用市售辅助器具,还是在市售辅助器具基础上进行改良,或是量身定做需要的辅助器具。	

(续表)

流程	任 务	示 范
观察整理记录	1. 随时观察老年人反应及感受。 2. 发现异常及时处理。 3. 老年人表现有进步时应及时给予鼓励。 4. 洗手。 5. 记录(辅助器具处方)。	图 3-1-4-10 整理记录

课后拓展

汪奶奶,意识清晰,能正常交流。半年前突发恶性贫血和重度营养不良急诊入院,经治疗后,病情好转,但日常生活不能完全自理,需借助拐杖行走,如厕、洗浴等均需要帮助。(情境案例详情请扫二维码)

任务:

1. 请照护员为汪奶奶制订生活能力康复训练方案。
2. 请指导汪奶奶进行如厕辅助器具的选配与使用训练,每天 1 次,每次 30 分钟。
3. 根据康复训练情况,撰写 1 份反思报告。

项目二

老年人助行器具的选配与使用

任务1 轮椅的选配与使用

🖌 任务情境

刘爷爷，68岁。高血压病史5年，半月前脑出血，术后出现左侧肢体无力，能独立坐但不能站立和步行，认知功能良好，语言表达流畅。现家人需要给刘爷爷选择一款轮椅帮助其外出，请根据刘爷爷的需求为其选配合适的轮椅并教会家人简单地使用轮椅。

📖 学习目标

1. 能依据之前所学知识评估老年人肢体活动能力、认知能力、言语沟通能力。
2. 能口述轮椅选配原则及注意事项。
3. 能依据老年人需求选配合适的轮椅。
4. 用充分的爱心、耐心及专业的态度与老年人沟通，取得配合。

📖 任务书

为老年人选配轮椅并指导其使用。

📝 获取资讯

1. 为老年人选配轮椅，应该考虑哪些因素？
2. 长时间乘坐轮椅容易导致压疮，如何避免这一问题出现？具体操作方法是什么？
3. 结合不同老年人的具体情况，如何提供轮椅选配的个性化服务？

知识链接

一、核心概念

（一）轮椅

轮椅是带有轮子的座椅，是康复常用的辅助移动工具之一，是老年人在步行功能减退或丧失，或需减少活动的能量消耗时常选用的代步工具。主要用于功能障碍者或行走困难者代步。轮椅既是常用的代步工具，也是个人转移的重要辅助器具。

（二）轮椅分类

（1）按驱动方式：分为手动轮椅和电动轮椅。

（2）按轮椅大致结构：折叠轮椅和固定轮椅。

（3）按使用对象年龄：成人用轮椅、儿童用轮椅和婴幼儿用轮椅。

（4）按轮椅主要用途：标准型轮椅、偏瘫用轮椅、截瘫用轮椅、竞技用轮椅、站立轮椅及站起轮椅。

（三）轮椅基本结构

（1）标准型轮椅：分为轮椅架、扶手、座位、靠背、大轮、小轮、刹车装置、轮环、脚踏板等，如图3-2-1-1所示。

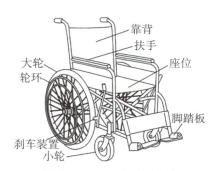

图3-2-1-1 标准型轮椅

（2）电动轮椅：电动轮椅是在传统手动轮椅的基础上，叠加高性能动力驱动装置、智能操纵装置、电池等部件，改造升级而成的，如图3-2-1-2所示。

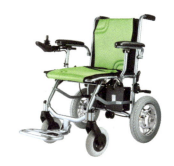

图3-2-1-2 电动轮椅

（3）智能轮椅：智能轮椅是对传统的电动轮椅进行了改进，以数字信号处理作为核心控制技术，应用模糊控制理论，实现轮椅在特定模式下的实时避障功能。它能够帮助老年人和残障人士独立生活，节省家庭照护费用，减轻社会负担。具有口令识别与语音合成、机器人自定位、动态随机避障、多传感器信息融合、实时自适应导航控制等功能，如图3-2-1-3所示。

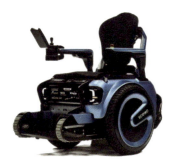

图3-2-1-3 智能轮椅

二、基本知识

（一）轮椅使用的适应证

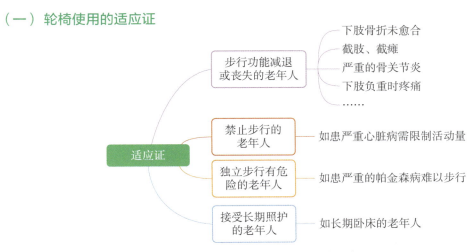

图3-2-1-4 轮椅使用的适应证

（二）轮椅的选配方法

1. 选配前的评估

老年人坐在测量用座椅上，髋关节和膝关节屈曲 90 度，足底着地，有矫形器者需要佩戴矫形器。照护员用皮尺测量座位高度、座位宽度、座位深度、扶手高度、靠背高度、坐垫与脚踏板的距离、脚踏板高度、轮椅全高等数值。

（1）座位高度：测量腘窝至地面高度，一般为 45～50 厘米。

（2）座位宽度：测量坐位时两侧臀部最宽处的距离再加 5 厘米，一般为 40～46 厘米。

（3）座位深度：测量臀部向后最突出处至小腿腓肠肌间的水平距离再减 5 厘米，一般为 41～43 厘米。

（4）扶手高度：测量在上臂自然下垂、肘关节屈曲 90 度时，肘下缘至椅面的距离，再加 2.5 厘米即为扶手的高度，一般为 22.5～25 厘米。

（5）靠背高度：测量从坐椅面到腋窝的实际距离，再减去 10 厘米；高靠背的高度是测量从坐椅面到肩部或后枕部的实际高度。

（6）坐垫与脚踏板的距离：最佳距离为老人坐好后，双脚放在脚踏板上，腘窝处大腿前端底部与坐垫之间距离约 4 厘米。

（7）脚踏板高度：应与地面至少保持 5 厘米。

（8）轮椅全高：从手推把上缘至地面的高度，一般为 93 厘米。

2. 轮椅类型及附件选配

（1）双上肢无力，但手指可扳动小把手或按动开关者，选用电动轮椅。

（2）手握力不够，加粗手轮或选择带把手轮。

（3）力弱者，安装车闸延长杆。

（4）不能独立进出轮椅者，选用能向两侧分开的脚踏板。

（5）髋关节屈曲受限者，选用可倾斜式靠背轮椅。

（6）膝关节屈曲受限者，选用可抬起的脚踏板支架。

（7）双下肢完全瘫痪者，选择带腿托和脚跟环的轮椅。

（8）不能维持稳定坐位者，应加用安全带。

（9）下肢截肢，要把轮椅的车轴后移，安装倾斜杆。

（10）在城市街道使用，宜选用实心小轮胎；在路面差的环境中使用，宜选用充气稍大轮胎。

（11）需坐在轮椅上工作和就餐者，应选用台阶式短扶手，或轮椅桌。

3. 轮椅质量检查项目

（1）轮椅折叠是否顺利。

（2）四轮是否同时着地。

（3）均匀向前推动轮椅，是否呈直线行走。

（4）检查大轮及前轮转动是否灵活，有无摆动现象。

（5）电镀和喷漆质量如何。

（6）制动器是否牢固，其装置是否与轮胎靠得太近。

（7）脚踏的开合、调节是否灵活。

（8）各部件的安装、开合、调节是否灵活可靠。

（三）轮椅的适应性使用

1. 操作前的检查与调试技术

（1）规格、尺寸与处方是否相符。

(2) 各紧固部件是否拧紧无松动。

(3) 各操作部件是否灵活可靠。

(4) 轮椅打开、折叠是否顺利。

(5) 脚踏板的开合是否灵活,打开后固定是否牢固。

(6) 四个车轮是否均匀着地,小轮转动是否灵活,大轮转动是否平稳灵活,向前推动轮椅时能否直线前进。

(7) 座椅及靠背是否紧绷、无污染和破损。

(8) 乘坐是否舒适。

2. 乘坐轮椅前的准备

(1) 排空大小便。

(2) 移去障碍物。

(3) 打开轮椅并移动到方便转移的位置。

(4) 关紧车闸,抬起脚踏板。

3. 轮椅中的坐姿与维持

(1) 一般要求乘坐者在轮椅中保持躯干直立,两侧对称、安全舒适、功能最好的姿势。

(2) 姿势异常者需订制特殊的轮椅座位及座位系统来校正或维持坐姿。

4. 轮椅使用注意事项

(1) 他人推轮椅时要注意老年人的体位是否正确;平衡功能障碍者应用腰带固定;行进速度宜缓慢。

(2) 自己操作轮椅时,要掌握操作要领,坐姿正确、保持平衡。

(3) 在推轮椅的过程中要看前方,随时观察周围环境。

(4) 推动折叠轮椅或在不平的地面推动轮椅时应抬起脚轮。

(5) 长时间乘坐轮椅者,要特别注意压疮的预防。

(6) 长时间使用轮椅者,应戴无指手套。

(7) 不使用轮椅时,应把车闸打开,定期对轮椅进行检查与保养。

(8) 高位截瘫老年人乘坐轮椅时应有人保护。

三、任务实施

本任务为轮椅的选配与使用,具体实施流程如表3-2-1-1所示。

表3-2-1-1 轮椅的选配与使用任务实施流程

流程	任务	示范
工作准备	1. 环境准备:现场环境宽敞明亮,地面无湿滑、无障碍物,室内温、湿度适宜。	图3-2-1-5 场景照片
	2. 照护员准备:掌握评估老年人肢体活动能力、认知能力、言语沟通能力的技能;掌握轮椅选配与使用技能。	

（续表）

流程	任　务	示范
	3. 老年人准备：一般情况良好、情绪稳定，能积极配合。	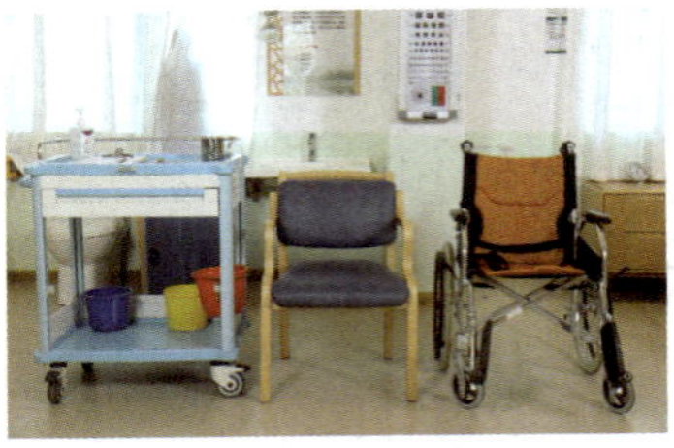
	4. 物品准备：带靠背的座椅、皮尺、轮椅、记录本、签字笔。	图3-2-1-6　训练物品
沟通评估	1. 沟通：向老年人解释任务目的、关键步骤；讲解需要注意和（或）配合的内容；询问老年人对操作过程是否存在疑问等。 2. 评估：对老年人进行综合评估（可通过老年人和家属了解）： （1）全身情况（精神状态、饮食、二便、睡眠等） （2）局部情况（肢体活动度等） （3）特殊情况（与该任务密切相关的情况，如平衡能力等）	沟通评估
实施过程	1. 轮椅选配步骤 （1）测量轮椅参数。 ① 座位高度：测量腘窝至地面高度，一般为45～50厘米。 ② 座位宽度：测量坐位时两侧臀部最宽处的距离再加5厘米，一般为40～46厘米。 ③ 座位深度：测量臀部向后最突出处至小腿腓肠肌间的水平距离，再减5厘米，一般为41～43厘米。 ④ 扶手高度：测量在上臂自然下垂、肘关节屈曲90度时，肘下缘至椅面的距离，再加2.5厘米即为扶手的高度，一般为22.5～25厘米。 ⑤ 靠背高度：测量从坐椅面到腋窝的实际距离，再减去10厘米；高靠背的高度是测量从坐椅面到肩部或后枕部的实际高度。 ⑥ 坐垫与脚踏板的距离：最佳距离为老人坐好后，双脚放在脚踏板上，腘窝处大腿前端底部与坐垫之间距离约4厘米。 ⑦ 脚踏板高度：应与地面至少保持5厘米。 ⑧ 轮椅全高：从手推把上缘至地面的高度，一般为93厘米。 （2）根据老年人需求选择轮椅附件。 （3）检查轮椅安全性能。 2. 轮椅使用步骤 （1）使用前检查调试轮椅。 （2）使用前协助老年人做好准备工作、做好环境准备。 （3）帮助老年人在轮椅上调整坐姿。 （4）向家属及老年人宣教轮椅使用注意事项。	轮椅选配
观察整理记录	1. 随时观察老年人反应及感受。 2. 发现异常及时处理。 3. 老年人表现有进步时应及时给予鼓励。 4. 洗手。 5. 记录（辅助器具处方）。	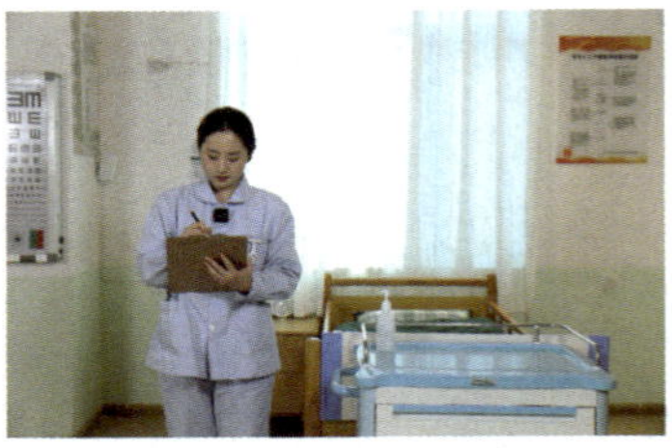 图3-2-1-7　整理记录

课后拓展

曹爷爷,右侧肢体活动正常,左侧肢体活动欠灵活。子女因工作不能提供日常照护,老伴因精力不济需要有人协助照顾曹爷爷,特申请居家上门照护。家里有意愿购买可调节护理床、轮椅等照护设备。(情境案例详情请扫二维码)

任务:

1. 请照护员为曹爷爷制订生活能力康复训练方案。
2. 请指导曹爷爷及家属进行轮椅的选配与使用训练,每天1次,每次30分钟。
3. 根据康复训练情况,撰写1份反思报告。

任务2　手杖的选配与使用

任务情境

王奶奶,65岁。两天前扭到脚,只能扶着墙壁一拐一拐地走。因王奶奶一个人住,为了预防跌倒,家人想去医疗器材店买助行器给她用,请根据王奶奶的需求为其选配合适的手杖并教会家人简单的使用手杖的方法。

学习目标

1. 能依据之前所学知识评估老年人肢体活动能力、认知能力、言语沟通能力。
2. 能口述手杖选配原则及注意事项。
3. 能依据老年人需求选配合适的手杖。
4. 用充分的爱心、耐心及专业的态度与老年人沟通,取得配合。

任务书

为老年人选配手杖并指导其使用。

获取资讯

1. 如何指导老年人选择单足与多足手杖?
2. 长时间使用手杖容易引起支撑部位劳损,该如何避免?
3. 如何针对老年人的不同身体状况,为老年人提供手杖选配的个性化服务?

知识链接

一、核心概念

1. 手杖

手杖是指腕关节及以下部位用力以助力行走的器具,是症状较轻的下肢功能障碍者的辅助行走工具,只可分担小于25%的体重。

2. 手杖分类

(1) 按高度是否可调:分为固定式与可调式。

(2) 按着地点数:分为单足手杖和多足手杖。

3. 手杖基本结构

(1) 单足手杖:用木材、钢材或铝合金制成,主要包括"C"字形或"T"字形把手、支撑杆、套头等部分,如图3-2-2-1所示。适用于握力好、上肢支撑力强的老年人。

(2) 多足手杖:多用铝合金制作,高度可调节,结构与单足手杖基本相同,主要区别在于多足手杖有三足或四足,如图3-2-2-2所示。多足手杖支撑面积大,稳定性较强,适用于平衡力欠佳而用单足手杖不安全的老年人。

(3) 智能手杖:随着科技进步与发展,目前市场出现了一种新的手杖类型——智能手杖,基本结构与普通手杖相似,只是在手杖中植入了芯片,能够实现导航、一键求救等功能,如图3-2-2-3所示。

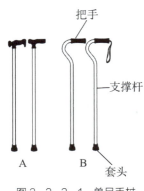

图3-2-2-1 单足手杖

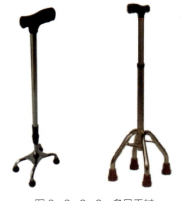

图3-2-2-2 多足手杖

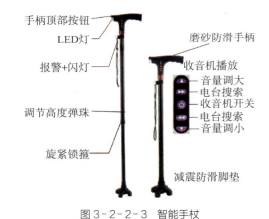

图3-2-2-3 智能手杖

二、基本知识

(一) 手杖使用的适应证

适用于偏瘫、下肢肌力减退、平衡功能障碍、下肢骨关节病变老年人及有需要的其他老年人。

(二) 手杖的选配

1. 选配前的评估

(1) 无站立困难者:站立时大转子的高度即手杖的长度,也即把手的位置。

(2) 直立困难者：老年人仰卧，双手放在身旁，测量自尺骨茎突到足跟的距离，然后增加 2.5 厘米，即为手杖高度。加 2.5 厘米是留出穿鞋时鞋后部的高度。测量正确时，老年人持杖站立时肘应略屈 30 度左右，这样行走时伸肘下推手杖才能支撑体重。

多足手杖长度测量与单足手杖相同。

2. 手杖类型及附件选配

(1) 握力好、上肢支撑力强的老年人，选用单足手杖。
(2) 平衡能力较差、用单足手杖不够安全的老年人，选用多足手杖。

3. 手杖质量检查方法

(1) 手杖是否能够充分支撑老年人的体重。
(2) 手握的把手是否牢固。
(3) 调节长度的销钉是否可以锁定。
(4) 底座的橡胶支脚垫是否有松动和磨损。

（三）手杖的适应性训练

1. 操作前的检查与调试技术

(1) 规格、尺寸与处方是否相符。
(2) 是否能够充分支撑老年人的体重。
(3) 把手牢固。
(4) 调节长度的销钉可以灵活锁定与解锁。
(5) 底座的橡胶支脚垫未见松动和磨损。
(6) 使用是否舒适。

2. 使用手杖前的准备

(1) 让老年人排空大小便。
(2) 移去障碍物。
(3) 将手杖置于老年人健侧手处。
(4) 调节好长度并锁定销钉。

3. 手杖的使用

(1) 一般要求使用者肘关节最好能屈曲 20～30 度，双肩保持水平。
(2) 手杖应拿于健侧手。
(3) 上下楼梯时应遵循健侧先上、患侧先下的原则。

4. 手杖使用注意事项

(1) 老年人的手和腕必须能支持体重才能使用手杖，否则应选用前臂支撑拐。
(2) 行走时不能看着地面，应目视前方。要鼓励老年人用正常步态（足跟先着地和用足趾抓地）。
(3) 为避免老年人使用四足手杖负重时靠在手杖上求得平衡，走路时，手杖不能靠老年人太近。
(4) 为避免手杖着地负重时向内倾倒，也不要让手杖离老年人太远。

三、任务实施

本任务为手杖的选配与使用，具体实施流程如表 3-2-2-1 所示。

表 3-2-2-1 手杖的选配与使用任务实施流程

流程	任 务	示范
工作准备	1. 环境准备:现场环境宽敞明亮,地面无湿滑、无障碍物,室内温、湿度适宜。 2. 照护员准备:掌握评估老年人肢体活动能力、认知能力、言语沟通能力的技能。掌握手杖选配与使用技能。 3. 老年人准备:一般情况良好、情绪稳定,能积极配合。 4. 物品准备:带靠背的座椅、皮尺、手杖、记录本、签字笔。	图 3-2-2-4 场景照片 图 3-2-2-5 训练物品
沟通评估	1. 沟通:向老年人解释任务目的、关键步骤;讲解需要注意和(或)配合的内容;询问老年人对操作过程是否存在疑问等。 2. 评估:对老年人进行综合评估(可通过老年人和家属了解) (1) 全身情况(精神状态、饮食、二便、睡眠等) (2) 局部情况(肢体活动度等) (3) 特殊情况(与该任务密切相关的情况,如肌力、平衡能力等)	沟通评估
实施过程	1. 手杖选配步骤 (1) 无站立困难者:站立时大转子的高度即手杖的长度,也即把手的位置。 (2) 直立困难患者: ① 老年人仰卧,双手放在身旁,测量自尺骨茎突到足跟的距离,然后增加 2.5 厘米,即为手杖高度。 ② 加 2.5 厘米是留出穿鞋时鞋后部的高度。 ③ 测量正确时,老年人持杖站立时肘应略屈 30 度左右,这样行走时伸肘下推手杖才能支撑体重。 (3) 多足手杖长度测量与单足手杖相同。 (4) 根据老年人需求选择手杖附件。 (5) 检查手杖安全性能。 2. 手杖使用步骤 (1) 使用前检查、调试手杖。 (2) 使用前协助老年人做好准备工作、做好环境准备。 (3) 帮助老年人调整手杖长度。 (4) 向家属及老年人宣教手杖使用注意事项。	手杖的选配与使用
观察整理记录	1. 随时观察老年人反应及感受。 2. 发现异常及时处理。 3. 老年人表现有进步时应及时给予鼓励。 4. 洗手。 5. 记录(辅助器具处方)。	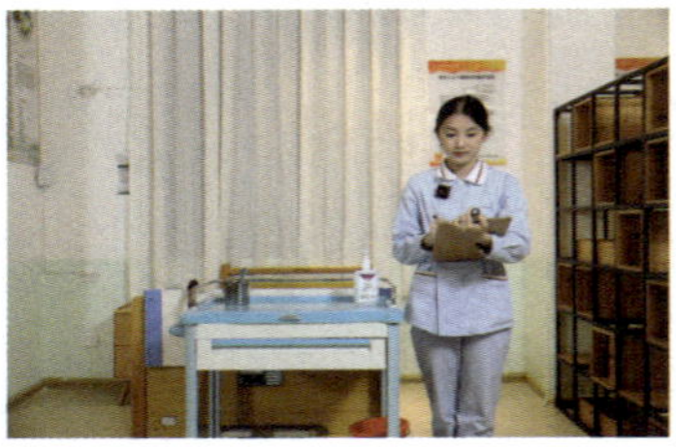 图 3-2-2-6 整理记录

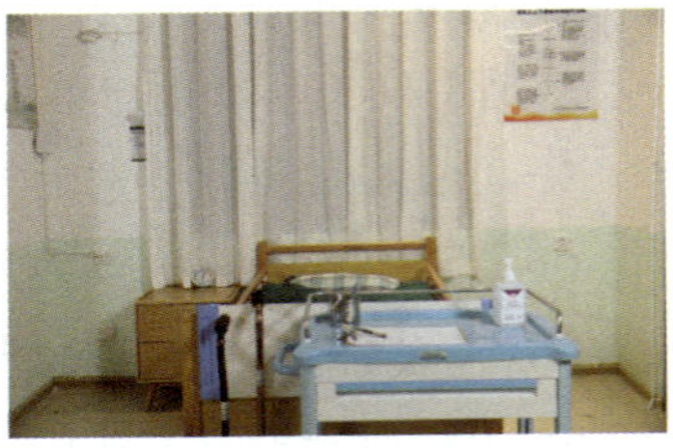

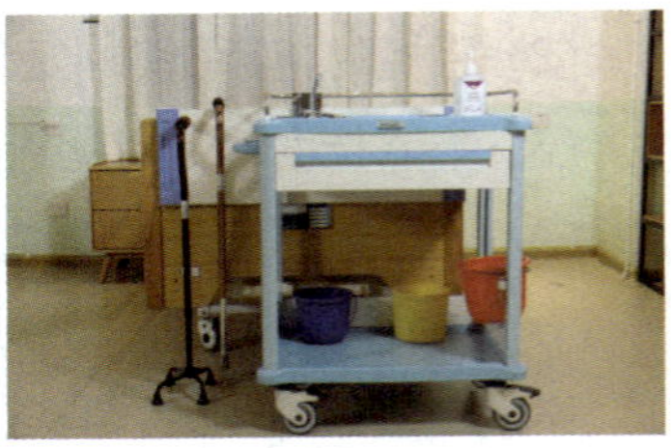

课后拓展

秦爷爷突发脑出血住院治疗,病情稳定后出院回家休养。目前左侧偏瘫,左上肢屈曲在胸前,左下肢无力,右侧肢体能活动,在协助下可坐轮椅活动,能够与家人进行正常沟通,由两个女儿轮流照顾。(情境案例详情请扫二维码)

任务:

1. 请照护员为秦爷爷制订生活能力康复训练方案。
2. 请指导秦爷爷及家属进行手杖的选配与使用训练,每天1次,每次30分钟。
3. 根据康复训练情况,撰写1份反思报告。

任务3　助行架的选配与使用

任务情境

孙奶奶,女性,67岁,患高血压病15年。1个月前,因意识不清、右侧肢体偏瘫,被家人送入医院,诊断为脑血栓。经治疗后孙奶奶生命体征和病情稳定,但是右侧肢体无力,因担心摔倒很少下床。现家人需要给孙奶奶选择一款助行架帮助其下床活动,请根据孙奶奶的需求为其选配合适的助行架并教会其及家人使用助行架。

学习目标

1. 能依据之前所学知识评估老年人肢体活动能力、认知能力、言语沟通能力。
2. 能口述助行架选配原则及注意事项。
3. 能依据老年人需求选配合适的助行架。
4. 用充分的爱心、耐心及专业的态度与老年人沟通,取得配合。

任务书

助行架的选配与使用。

获取资讯

1. 如何将助行架摆放在老年人合适的范围?请说明原因。
2. 使用助行架时的步行方法如何选择?
3. 如何根据老年人的身体情况为老年人进行助行架选配的个性化服务?

知识链接

一、核心概念

1. 助行架

助行架是单个使用、由双臂操作的框架式步行辅助器具,主要适合体弱、不能负重、平衡欠佳、行走困难者使用。助行架支撑面积大,稳定性好。

2. 助行架分类

按助行架大致结构,可分为无轮助行架和有轮助行架。

3. 助行架基本结构

(1) 无轮助行架:可分为握把、H 杆横杆、H 杆竖杆、防滑脚垫等部分。如图 3-2-3-1 所示。

(2) 有轮助行架:与无轮助行架的结构基本相同,主要的区别是有轮助行架的前方两个脚带轮或四脚带轮,如图 3-2-3-2 所示。

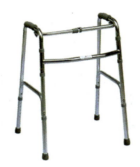
图 3-2-3-1 无轮助行架

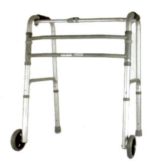
图 3-2-3-2 有轮助行架

二、基本知识

(一) 助行架使用的适应证

(1) 无轮助行架:适用于站位平衡差、下肢肌力低下的老年人;全身或双下肢肌力降低或协调性差,需要独立、稳定站立的老年人;广泛性体能减弱的老年人等。

(2) 有轮助行架:适用于下肢功能障碍且不能抬起助行架步行的老年人。

(二) 助行架的选配

1. 选配前的评估

(1) 无站立困难者:站立时大转子的高度即为助行架的高度,也即把手的位置。

(2) 直立困难者:老年人仰卧,双手放在身旁,测量自尺骨茎突到足跟的距离,然后增加 2.5 厘米,即助行架高度。加 2.5 厘米是留出穿鞋时鞋后部的高度。测量正确时,老年人持助行架站立时肘应略屈 30 度左右,这样行走时伸肘下推助行架才能支撑体重。

2. 助行架类型及附件选配

(1) 单侧下肢无力或截肢者,选用无轮助行架。

(2) 上肢功能健全,而下肢损伤或骨折不宜负重者,选用无轮助行架。

(3) 立位平衡差,或上肢肌力弱不能抬起助行架者,或上肢肌力差提起助行架有困难且行走障碍者,或长期卧床需步行训练者,选用有轮助行架。

(4) 全身肌力减退、脑卒中引起的步行障碍、慢性关节炎及长期卧床者等的步行训练,选用四轮助行架。

3. 助行架质量检查方法

（1）助行架是否能够充分支撑老年人的体重。

（2）助行架的支脚垫是否能够全部平稳地接触地面，是否有松动和磨损。

（3）手握的把手是否牢固。

（4）调节长度的销钉是否可以锁定。

（5）有轮助行架的脚轮转动是否灵活。

（三）助行架的使用

1. 操作前的检查与调试技术

（1）规格、尺寸与处方是否相符。

（2）是否能够充分支撑老年人的体重。

（3）把手牢固。

（4）调节长度的销钉可以灵活锁定与解锁。

（5）底座的橡胶支脚垫未见松动和磨损。

（6）使用是否舒适。

2. 使用助行架前的准备

（1）让老年人排空大小便。

（2）移去障碍物。

（3）检查防滑脚垫是否具有安全吸附力。

（4）调整助行架的合适高度。

3. 助行架的使用

（1）一般要求老年人穿上适合使用助行架的鞋子，挺直站立。

（2）将助行架置于老年人身体两侧靠前的位置，让老年人将两手放在助行架扶手上。

（3）调整个人合适的助行架高度：老年人直立，双手自然垂于两侧，手腕处与助行架握把齐高，为助行架正确的高度。

（4）步行的方法

无轮助行架：参考"助行架的行走训练"任务。

有轮助行架：操作简单，但大多数有轮助行架在有限的空间难以操作，要注意使用时的安全。

4. 助行架使用注意事项

（1）使用助行架前，需先进行大腿肌力训练，以平躺时能将大腿直抬高为原则。

（2）使用助行架时，至少需有两人在旁（其中一位为医护人员）陪同，防止老年人跌倒。

（3）行走前检查助行架螺丝及橡皮垫是否牢固。

（4）穿着适当长度的裤子及合脚防滑的鞋子。

（5）维持地面干燥、走道通畅、无障碍物。

（6）行走前先站稳，步伐不宜太大。

（7）逐渐增加助行架行走的活动量。

（8）助行架适合在平地使用，不适合上下楼梯。

三、任务实施

本任务为助行架的选配与使用，具体实施流程如表3-2-3-1所示。

表 3-2-3-1　助行架的选配与使用任务实施流程

流程	任　务	示　范
工作准备	1. 环境准备：现场环境宽敞明亮，地面无湿滑、无障碍物，室内温、湿度适宜。 2. 照护员准备：掌握评估老年人肢体活动能力、认知能力、言语沟通能力的技能；掌握助行架选配与使用技能。 3. 老年人准备：一般情况良好、情绪稳定，能积极配合。 4. 物品准备：带靠背的座椅、皮尺、助行架、记录本、签字笔。	图 3-2-3-3　场景照片 图 3-2-3-4　训练物品
沟通评估	1. 沟通：向老年人解释任务目的、关键步骤；讲解需要注意和（或）配合的内容；询问老年人对操作过程是否存在疑问等。 2. 评估：对老年人进行综合评估（可通过老年人和家属了解）： （1）全身情况（精神状态、饮食、二便、睡眠等） （2）局部情况（肢体活动度等） （3）特殊情况（与该任务密切相关的情况，如平衡能力、肌力等）	沟通评估
实施过程	1. 助行架的选配 （1）无站立困难者：站立时股骨大转子的高度即助行架的长度，也即把手的位置。 （2）直立困难者：老年人仰卧，双手放在身旁，测量自尺骨茎突到足跟的距离，然后增加2.5厘米，即助行架高度。加2.5厘米是留出穿鞋时鞋后部的高度。测量正确时，老年人持助行架站立时肘应略屈30度左右，这样行走时伸肘下推助行架才能支撑体重。 （3）根据老年人需求选择助行架附件。 （4）检查助行架安全性能。 2. 助行架的使用 （1）使用前检查调试助行架。 （2）使用前协助老年人做好准备工作、做好环境准备。 （3）帮助老年人调整助行架高度。 （4）向家属及老年人宣教助行架使用注意事项。	助行架的选配与使用
观察整理记录	1. 随时观察老年人反应及感受。 2. 发现异常及时处理。 3. 老年人表现有进步时应及时给予鼓励。 4. 洗手。 5. 记录（辅助器具处方）。	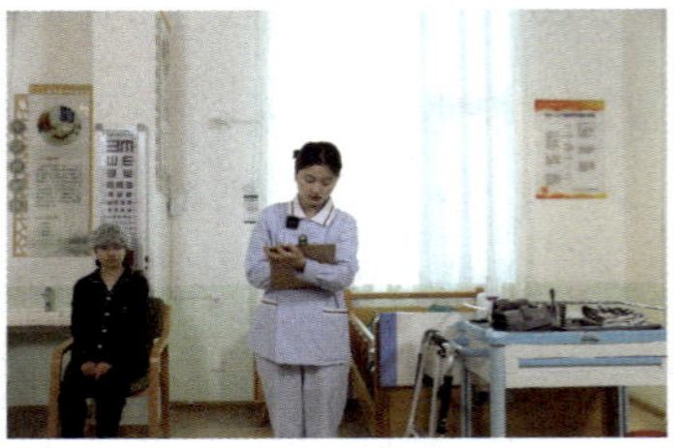 图 3-2-3-5　整理用物

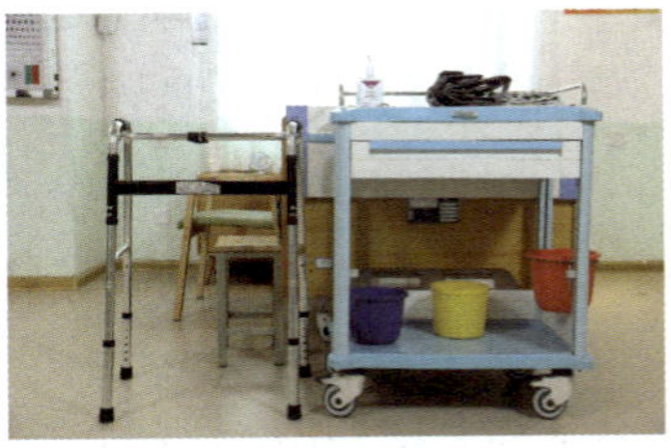

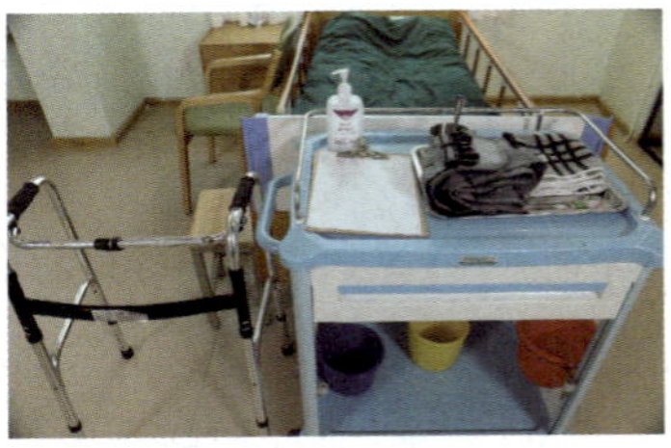

课后拓展

黎爷爷1个月前因跌倒后住院,诊断为脑梗死,出院后,子女请了住家保姆以及居家上门护理员照顾老人。目前老人神志清楚,能交流,右侧肢体欠灵活,左侧肢体正常,可在协助下行走、坐轮椅活动。(情境案例详情请扫二维码)

任务:
1. 请照护员为黎爷爷制订生活能力康复训练方案。
2. 指导黎爷爷及其保姆进行助行架的选配与使用训练,每天1次,每次30分钟。
3. 根据康复训练情况,撰写1份反思报告。

情境案例

任务4 弹力袜的选配与使用

任务情境

高奶奶,65岁。入院时健康评估发现高奶奶双侧小腿后侧浅静脉迂曲、扩张、凸起,左侧更甚,继续询问得知高奶奶偶尔会感受到下肢沉重和局部酸胀,久站活动后尤甚,晨起时症状消失或减轻。为防止其静脉曲张加重,请根据高奶奶的个人情况为其选配合适的弹力袜并教会其使用方法。

学习目标

1. 能口述弹力袜选配原则及注意事项。
2. 能依据老年人具体情况选配合适的弹力袜。
3. 用充分的爱心、耐心及专业的态度与老年人沟通,取得配合。

任务书

1. 测量小腿部周径及弹力袜覆盖部位的长度。
2. 计算弹力袜的缩率。
3. 说出使用弹力袜的禁忌证及注意事项。

任务分组表　　学习准备单　　评价反馈表

获取资讯

1. 如何测量老年人下肢静脉曲张弹力袜适配的范围?
2. 如何根据测量结果计算弹力袜的缩率?
3. 根据穿弹力袜预防下肢深静脉血栓的原理,还可以用什么方法来预防下肢深静脉血栓?

知识链接

一、核心概念

1. 压力疗法

压力疗法又称加压疗法，是指通过对人体体表施加适当的压力，以预防或抑制皮肤瘢痕增生，防治肢体肿胀的治疗方法，是经循证医学证实的常用于控制瘢痕增生，防治水肿和下肢静脉曲张，预防深静脉血栓的有效方法。

2. 弹力袜

弹力袜是一种经由特殊设计，品管严格的医疗弹性袜（如图3-2-4-1所示）。其渐进式压力由脚踝处渐次向上递减，收缩小腿肌肉，以预防静脉充血，使血液回流心脏，改善并且预防静脉曲张。

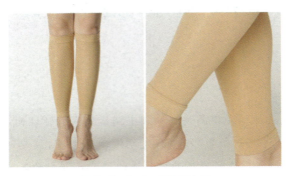

图3-2-4-1 医用弹力袜

二、基本知识

1. 弹力袜的作用

弹力袜可促进血液和淋巴液回流，减轻水肿；可预防从事久坐或久站工作人群下肢静脉曲张的发生，对已发生的下肢静脉曲张有抑制进展、改善症状的作用。

2. 弹力袜的选配

（1）测量：要保证弹力袜提供最适合的压力，需要用皮尺准确测量腿部周径和压力覆盖部位的长度，如图3-2-4-2所示。测量长度时两手握住皮尺两端将皮尺拉直，测量周径时皮尺不能太松或太紧，用记号笔在测量部位作出相应标记。一般标志性或特殊部位如关节处、肌肉丰满处均需测量和记录，无特殊部位则需每5厘米距离测量一组数据以确保弹力袜的适合度。

（2）计算：临床上弹力袜的尺寸通常通过控制缩率来计算获得，控制缩率为实测尺寸与所需尺寸之差与所需尺寸的比值，以 L_1 代表实际测得的长度，以 L 代表裁剪时所采用的长度，以 ΔL 代表要缩减的部分

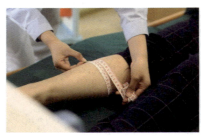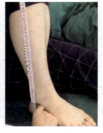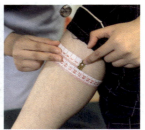

图3-2-4-2 弹力袜的选配

(即 $\Delta L = L_1 - L$),以 n% 代表缩率,三者之间的关系式为:$n\% = \Delta L/L$ 或 $L = L_1/(1+n\%)$。如前臂套中某一点测得前臂周径为 22 厘米,拟采用缩率为 10% 的压力,则压力布的尺寸为 $L = L_1/(1+n\%) = 22/(1+10\%) = 20$ 厘米。

3. 弹力袜的禁忌证

（1）治疗部位有感染性创面:此时加压不利于创面的愈合,甚至会导致感染扩散。

（2）脉管炎急性发作:因加压加重了局部缺血,穿弹力袜会使症状加重,甚至造成坏死。

（3）下肢深静脉血栓:加压有使血栓脱落的危险,脱落栓子可能导致肺栓塞或脑栓塞,从而造成严重后果。

4. 不良反应及处理方法

（1）过敏:小部分人可能对织物过敏,发生皮疹或接触性皮炎。处理方法:可加一层棉纱布进行预防,过敏严重者需考虑其他方法加压。

（2）肢端水肿:主要由近端使用压力,导致肢体远端血液回流障碍造成。处理方法:如近端压力较大,远端亦应加压治疗,如穿戴压力袜子。

三、任务实施

本任务为弹力袜的选配与使用,具体实施流程如表 3-2-4-1 所示。

表 3-2-4-1 弹力袜选配与使用任务实施流程

流程	任务	示范
工作准备	1. 环境准备:现场环境宽敞明亮,地面无湿滑、无障碍物,室内温、湿度适宜。 2. 照护员准备:掌握评估老年人肢体活动能力、认知能力、言语沟通能力的技能;掌握弹力袜的选配与使用技能。 3. 老年人准备:一般情况良好、情绪稳定,能积极配合。 4. 物品准备:带靠背的座椅、皮尺、弹力袜、记录本、签字笔。	图 3-2-4-3 场景照片 图 3-2-4-4 训练物品
沟通评估	1. 沟通:向老年人解释任务目的、关键步骤;讲解需要注意和(或)配合的内容;询问老年人对操作过程是否存在疑问等。 2. 评估:对老年人进行综合评估(可通过老年人和家属了解) （1）全身情况(精神状态、饮食、二便、睡眠等) （2）局部情况(是否存在禁忌证等) （3）特殊情况(与该任务密切相关的情况,如局部皮肤情况、血液循环情况等)	沟通评估

(续表)

流程	任 务	示 范
实施过程	1. 弹力袜选配 （1）检查局部情况,是否存在禁忌证。 （2）测量局部周径和所需覆盖部位的长度。 （3）根据老年人需求选择弹力袜。 2. 弹力袜使用 （1）区分弹力袜的左右脚。 （2）让老年人试穿：一手伸进弹力袜筒内,抓住袜子的足跟部,将袜子整个翻过来展顺。 （3）将老年人的脚伸入弹力袜内,注意足跟与弹力袜根部的贴合。 （4）把弹力袜顺腿部由下往上翻卷并向上推,穿好的弹力袜要与整条小腿严密贴合,注意抚平弹力袜,不能有褶皱。 （5）检查弹力袜是否合身及压力是否足够,达不到理想压力需进行调整。 （6）穿戴时应询问老年人有无受压感,观察弹力袜是否影响老年人关节活动及肢端皮肤组织的血运情况。 （7）调整好后应教会老年人正确穿戴方法。 （8）协助老年人取舒适卧位,询问老年人需要。	 弹力袜的使用
观察整理记录	1. 随时观察老年人反应及感受。 2. 发现异常及时处理。 3. 老年人表现有进步时应及时给予鼓励。 4. 洗手。 5. 记录（老年人使用弹力袜的时间、感受等）。	 图3-2-4-5 整理用物

课后拓展

陈爷爷,因不慎跌倒,X线片显示其左侧股骨颈骨折,急诊给予股骨头置换手术。现术后2周,可逐渐开始下床开展康复训练；骨密度提示严重骨质疏松症；出院医嘱给予口服骨化三醇等药物；下肢皮肤完好。（情境案例详情请扫二维码）

任务：

1. 请照护员为陈爷爷制订生活能力康复训练方案。
2. 请指导陈爷爷及其家属进行弹力袜的选配与使用训练,每天1次,每次30分钟。
3. 根据康复训练情况,撰写1份反思报告。

任务5　踝足矫形器的选配与使用

任务情境

张奶奶,70岁,汉族,6个月前突发脑卒中,遗留右侧肢体轻度运动感觉障碍,右脚踝足内翻明显,影响行走。张奶奶能与人正常交流,吞咽功能正常,吃饭、穿衣、洗漱等日常生活活动可依靠辅助器具自主完成。张奶奶为事业单位退休职工,丧偶,育有一儿一女,子女均有稳定收入且孝顺,但都在外地工作,不便照顾老人。征得老人同意后,将老人送入养老机构。

请给张奶奶进行踝足矫形器的选配并教会她使用方法和注意事项。

学习目标

1. 能根据应用原则给有需求的老年人选配合适的踝足矫形器。
2. 理解踝足矫形器的作用原理。
3. 培养爱岗敬业、吃苦耐劳的职业精神,具有耐心、爱心、细心、责任心的职业道德。

任务书

1. 说出踝足矫形器的概念、作用、应用原则。
2. 说出踝足矫形器的选配及使用。
3. 说出使用踝足矫形器的注意事项。

获取资讯

1. 偏瘫老年人为什么要选配踝足矫形器?
2. 偏瘫老年人选配踝足矫形器的原则是什么?
3. 在为老年人选配踝足矫形器时,如何区分左右?

知识链接

一、核心概念

1. 矫形器

矫形器是用于人体四肢、躯干等部位,通过力的作用以保护、稳定肢体,预防、矫正畸形,治疗骨骼、关节、肌肉和神经疾病及功能代偿的体外装置。矫形器也称为夹板或支具。

2. 踝足矫形器

踝足矫形器是一种作用于踝关节及足全部或部分的矫形器。踝足矫形器根据功能的不同,可分为静态踝足矫形器、动态踝足矫形器以及定制型踝足矫形器。

二、基本知识

1. 踝足矫形器的分类

(1) 静态踝足矫形器(SAFO):采用的一体式结构将老年人的小腿与足部固定成直角,对足下垂及足内外翻等病症起到矫正作用,但是老年人踝关节的正常活动范围也因此受到限制,造成步态僵硬。静态踝足矫形器使用预制模具生产,无法对老年人的个体特征进行匹配,老年人初次佩戴踝足矫形器需要适

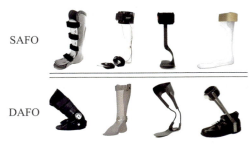

图 3-2-5-1 踝足矫形器

应,间接影响了康复效果。如图3-2-5-1所示。

（2）动态踝足矫形器（DAFO）：固定老年人小腿与足部的部分采用分体式结构,允许踝关节进行一定程度的背屈运动。这种结构在纠正异常步态的同时,限制老年人下肢肌肉的过度活动,减少使用疲劳感,增加老年人佩戴踝足矫形器行走时的舒适性。国内的相关研究证明动态踝足矫形器对偏瘫老年人的康复具有更好的效果,但由于动态踝足矫形器同样使用预制模具生产,因此佩戴舒适度方面仍需改进。如图3-2-5-1所示。

（3）定制型踝足矫形器：因其制作难度高、价格昂贵,在国内的矫形器市场中较为少见。定制型踝足矫形器的制作多数需要矫形医师的配合。老年人需要穿戴装有塑料固定板的袜子,矫形医师在袜子上进行关键点的标记;用锯按照标记点沿袜子外轮廓切开,路径与老年人的胫骨一致;将石膏灌入开口中制作足部及腿部的阴模;石膏冷却后,将柔性树脂材料套在石膏阴模上,切割树脂模型边缘并进行打磨。

2. 踝足矫形器的作用

（1）稳定与支持：限制踝关节的异常运动,有利于早期功能训练及下肢承重能力的重建。

（2）固定和保护：通过固定,使病变肢体制动,从而保护病变组织、防止肢体再次受损、促进炎症和水肿吸收,促进组织愈合和减轻疼痛。

（3）预防和矫正畸形：通过三点力的作用原理矫正肢体已出现的畸形,或在畸形未发生前利用踝足矫形器进行预防。

（4）抑制痉挛：通过持续牵伸,抑制肌肉痉挛。

（5）免负荷作用：通过踝足矫形器的压力传导和支撑,能部分或全部免除肢体或躯干的负重,促进组织修复。

（6）代偿功能：通过外在动力装置,如橡皮筋、弹簧等,来代偿失去的肌肉功能,使肢体可完成功能性活动,并可促进神经恢复。

3. 选配前评估

踝足矫形器在实际工作中应用得当,可发挥不可替代的作用,但如果盲目使用则可能适得其反。故在配置前应该进行全面的评定,充分考虑佩戴踝足矫形器的目的和作用,了解老年人的需求。

（1）了解病史和诊断：充分了解病史、诊断,包括创伤情况、手术、目前所处的阶段及所接受的治疗等情况。

（2）肢体功能评定：是否有伤口、水肿、疼痛,是否存在感觉障碍,有何并发症。如病情许可,应评定关节主被动活动度和肌力。

（3）了解个人的生活、职业和休闲娱乐需要。

4. 形成矫形器处方

根据治疗目的和老年人的需求,形成踝足矫形器治疗方案（踝足矫形器处方）。

（1）哪些部位需要免荷：骨突部位、感觉障碍部位、皮肤破损部位需要免荷。

（2）使用时间：一般来说,以促进功能活动为目的的于白天使用,用于固定或保护的于晚间使用,需制动的则全天使用。

5. 踝足矫形器选配的注意事项

（1）充分考虑力学原理及作用：思考要达到该治疗目的是通过在身体的哪些部位施加外力,是利用三点力还是环形力,力的作用点在哪里,施加多大的力。

(2) 活动型还是静止型:一般为保护或固定的,使用静态矫形器;为扩大关节活动度的,通常用动态矫形器;为代偿肌肉功能的,用动态矫形器。

(3) 使用何种材料:一般下肢选 3.2 毫米或 4.0 毫米厚材料;筒状矫形器材料厚度可适当降低;网眼密集的材料透气性好,但强度会有所降低;需要反复修改的踝足矫形器,建议使用经典型(P 板),有记忆功能,可反复使用。

(4) 在保证功能和安全的前提下,尽可能选择轻便、简洁、美观、易于穿脱的踝足矫形器。

6. 踝足矫形器的使用

(1) 试戴和再评定

踝足矫形器选配完毕后,应指导老年人穿戴,观察其是否符合治疗目的,有无局部受压或过度宽松,穿脱是否方便,是否容易松脱,是否限制非固定关节的活动,对睡眠是否有影响,患者对踝足矫形器的认可度和依从性等。如有局部受压或其他问题,要进行修改。

(2) 使用方法

① 如何穿脱:见表 3-2-5-1 任务实施流程。

② 穿戴的时长:根据病情不同而异。一般来说,以促进组织愈合为目的的踝足矫形器需要持续穿戴;以预防粘连或提高关节活动度为目的的则需间歇使用或交替使用。

③ 清洁和保养:使用清水或肥皂水清洗,避免使用高浓度洗涤剂,避免接触化学物品,防止变性及老化。不要在高温下暴晒或烘烤踝足矫形器,避免将踝足矫形器置于发热的电器周围。

三、任务实施

本任务为踝足矫形器的选配与使用,具体实施流程如表 3-2-5-1 所示。

表 3-2-5-1 踝足矫形器的选配与使用任务实施流程

流程	任务	示范
工作准备	1. 环境准备:现场环境宽敞明亮,地面无湿滑、无障碍物,室内温、湿度适宜。	
	2. 照护员准备:掌握评估老年人肢体活动能力、认知能力、言语沟通能力的技能;掌握踝足矫形器的选配与使用技能。	图 3-2-5-2 场景照片
	3. 老年人准备:一般情况良好、情绪稳定,能积极配合。	
	4. 物品准备:带靠背的座椅(或治疗床)、踝足矫形器、记录本、签字笔。	图 3-2-5-3 训练物品

（续表）

流程	任务	示范
沟通评估	1. 沟通：向老年人解释任务目的、关键步骤；讲解需要注意和（或）配合的内容；询问老年人对操作过程是否存在疑问等。 2. 评估：对老年人进行综合评估（可通过老年人和家属了解） （1）全身情况（精神状态、饮食、二便、睡眠等） （2）局部情况（肌力、肢体活动度等） （3）特殊情况（如下肢皮肤情况、感知觉、行走情况等）	沟通评估
实施过程	踝足矫形器选配 1. 选配前评估，是否存在禁忌证。 2. 记录局部情况。 3. 根据老年人具体情况选择踝足矫形器。	
实施过程	踝足矫形器使用 1. 协助坐位 （1）放下床挡，打开盖被。 （2）帮助老年人在床边坐稳，方法正确（安全、科学、规范、有效、节力、尊重），注意保暖。 2. 穿踝足矫形器 （1）为老年人穿好健侧鞋袜。 （2）将患侧裤腿塞进患侧足袜子里，协助老年人双脚着地。 （3）检查踝足矫形器是否完好，可以使用。 （4）协助老年人将患侧足紧贴踝足矫形器后叶，踩稳。 （5）粘贴踝足矫形器小腿部魔术搭扣，将小腿外侧绑带穿过内侧卡环，反折粘贴加强固定。 （6）询问老年人松紧度，必要时调整。 （7）将小腿内侧弹力绷带自足背外侧向下绕足一周，再包绕踝足矫形器足底，从足内侧向小腿外侧牵拉。 （8）调整松紧度，穿过卡环反折粘贴固定。 （9）询问老年人松紧度并调整舒适。 （10）协助老年人穿好患侧鞋子。 3. 协助适应踝足矫形器 （1）协助老年人站起，让老年人患侧足平踏地面与小腿垂直。 （2）让老年人感受弹力绷带力度是否适中，必要时调整。 （3）询问足部舒适度，必要时使用纱布或棉花填塞踝足矫形器内侧，保护足跟和足踝两侧骨隆突处免受损伤。 （4）协助老年人站立，指导其使用手杖、抬起患侧脚行走。 （5）行走时长以老年人能够耐受为准。 4. 脱踝足矫形器 （1）检查老年人皮肤有无异常。 （2）检查踝足矫形器有无异常。 （3）安排老年人回到床上休息。	穿及适应踝足矫形器 脱踝足矫形器

(续表)

流程	任务	示范
观察整理记录	1. 随时观察老年人反应及感受。 2. 发现异常及时处理。 3. 老年人表现有进步时应及时给予鼓励。 4. 洗手。 5. 记录（老年人使用踝足矫形器的时间、感受等）。	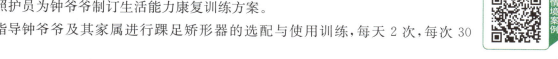 图3-2-5-4 整理记录

课后拓展

钟爷爷，能正常沟通，能自行进食进水，左侧肢体欠灵活，能完成日常基本动作，右侧肢体活动正常，康复后能在床旁站立自行行走，目前因足下垂原因行走不利，老人对行走状况不满意。（情境案例详情请扫二维码）

任务：

1. 请照护员为钟爷爷制订生活能力康复训练方案。

2. 请指导钟爷爷及其家属进行踝足矫形器的选配与使用训练，每天2次，每次30分钟。

3. 根据康复训练情况，撰写1份反思报告。

项目三
老年人生活环境改造设计

任务1 客厅生活环境改造设计

任务情境

刘女士,45岁,是某企业的高管,平时工作较忙。父母都年近七旬,居住在老家。父亲患膝关节炎多年,走路不便,室内行走需使用助行器,外出时则要使用轮椅。母亲患有慢性阻塞性肺气肿,不能剧烈活动,但日常生活不受限制。考虑到父母需要有人照顾,刘女士在自己居住的小区里为二老买了一套两居室的房子(户型图见图3-3-1-1),打算装修好后,将父母接过来,方便尽孝。那么,这套房子客厅生活环境该如何改造设计呢?

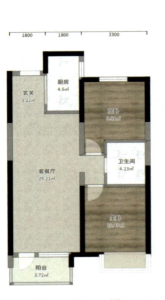

图3-3-1-1 户型图

学习目标

1. 能够对客厅的形式、客厅的基本尺寸、坐具、紧急呼叫器/电话、茶几、电视机、电视柜进行适老化的设计。
2. 识记客厅的形式、客厅的基本尺寸、坐具、紧急呼叫器/电话、茶几、电视机、电视柜的设计要点及相关规范标准。
3. 运用客厅的设计要点及相关规范标准,根据老年人的个人需求进行适老化改造。
4. 能够用充分的爱心、耐心及专业的态度为老年人创造安全舒适的环境。

任务书

为老年人客厅生活环境进行适老化改造设计。

获取资讯

1. 根据居住者的生活习惯,客厅需要增加哪些功能?

2. 任务情境中的母亲患有慢性阻塞性肺气肿,父亲患有膝关节炎且使用助行器,客厅的设计还需要注意哪些细节?

知识链接

一、核心概念

1. 客厅

客厅也称起居室。客厅是居住空间中的公共区域,是老年人起居生活的主要活动空间。客厅除了是老年人起居、休息、同家人团聚、会客的重要场所,也是老年人看电视、看书、写字、做手工、谈天说地和切磋棋牌才艺的主要休闲场所。老年人视力减退,睡眠时间减少,客厅要达到宽敞、明亮、有充分的天然采光的要求,客厅内采光度是老年人选择客厅的重要条件,南北通透户型更适宜老年人居住。大部分老年人对心理环境要求较高,家具的造型不宜复杂,以简洁实用为主,要避免色彩杂乱,营造出亲近祥和的意境,宜用橙色、黄色、橘色、茶色等温和色调,使老年人心情愉悦、平静。

2. 客厅的设计规范

依据《老年人居住建筑设计规范》(GB50340-2016),客厅的规范标准如下:

(1) 客厅的使用面积不应小于10平方米,客厅内布置家具的墙面直线长度宜大于3米。

(2) 客厅照明主要有两个活动空间参考值。

① 一般活动空间,0.75米水平面,照度标准值为150勒克斯。

② 书写、阅读空间,0.75米水平面,照度标准值为300勒克斯。

(3) 客厅通风口面积不应小于其地板面积的1/20。

二、基本知识

1. 客厅的形式

老年人居住的客厅形式可分为开放式客厅和独立式客厅两种。开放式客厅常因整个居室空间有限,与卧室共用一个区域,使用起来具有一定的局限性,主要集中在老旧小区。独立式客厅同其他房间有明显隔离,并且有独立区域供老年人起居生活。随着现代社会的进步、人们物质需求的提高,此类客厅将越来越多,如图3-3-1-2所示。

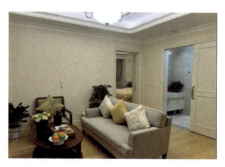

图3-3-1-2 客厅形式

2. 客厅的基本尺寸

开放式客厅的开间、进深尺寸要根据常用家具的摆放、轮椅的通行以及老年人看电视的适宜视距而确定。一般老年人住宅中客厅的开间为3 300~4 500毫米,进深通常不宜小于3 600毫米。独立式客厅较为实用,更能满足现代老年人的居需求。随着听觉系统的衰退,老年人不易听清旁人说话,因此客厅不宜过大,否则座席之间相隔过远,会影响客厅内起居者的交流,妨碍老年人与家人间的沟通,同时,也会影响客厅内温馨的氛围。客厅要满足日常生活中频繁使用的需求,客厅过小时会对起居通畅度带来一定影响,造成碰、绊脚等安全问题,对轮椅使用者来说,也难以完成回转动作。

此外,电视、电视柜、座席一般为沿客厅两侧墙对立布置,因为老年人的视力、听力减退,视觉模糊,所以客厅开间尺寸要适中。开间过大会使视距相应增大,老年人往往不易看清电视屏幕上的字及细节,也听不清电视发出的声音。客厅自身的开间与进深也要具备良好的比例,通常开间进深比为1∶1.2~1∶1。

进深过大时,房间深,采光较差,易造成老年人视线不清和视觉疲劳;进深过小时,不利于客厅内坐具的摆放,如沙发、茶几和电视柜等摆放局促,同时会令人感到空间视角偏小,影响正常起居功能。

3. 坐具

(1) 坐具的种类

客厅里的坐具主要是沙发、老年人专用座椅等。客厅是老年人在居室中活动时间最长的区域,因此客厅中的沙发和老年人专用座椅的舒适性尤为重要。

(2) 坐具的基本尺寸

沙发是老年人客厅生活的主要休闲工具,选择舒适、靠垫和坐垫软硬适中的为宜,三座位沙发长度一般为1 800～2 000毫米,座深度在500～700毫米,高度以400～500毫米为宜,高于普通沙发,如图3-3-1-3所示。并且沙发要有扶手,方便老年人起立,其中一侧扶手处可以增加一个置物台,放置老年人的水杯及药物等临时性物品,缓解经常起身带来的不便。

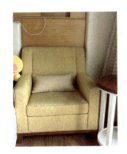
图3-3-1-3 沙发

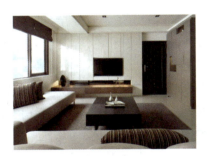
图3-3-1-4 客厅坐席区设置

(3) 坐具的布置

客厅的座席区以对着门厅方向设置为宜,保证老年人不必起身行走就能方便地看到何人来访,如图3-3-1-4所示,同时也能方便且实时观察到入户门是否关好等情况,增强老年人心理上的安全感。

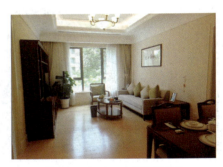
图3-3-1-5 客厅坐具摆放

客厅坐具的摆放应留有一定的活动空间,不应过于密集与空旷,如图3-3-1-5所示,过于密集会导致老年人绕行或绊脚等问题,空旷则给老年人与家人的沟通带来不便。同时,尽量不要采用大型组合沙发,以免将座席区围合得过于封闭,造成通行不便。老年人自住住宅,客厅的坐具数量不必过多,满足老年人的日常使用需求即可。若老年人的子女常来探望或来访客人较多时,可选择可坐、可睡的多功能沙发床,以满足子女、亲友临时留宿的需要。

座席区内宜设置老年人专门座椅,位置应便于老年人出入和晒太阳。老年人的座椅、板凳都要带靠背,并且椅凳的靠背板和椅面的宽度要适中,以托住人体脊柱,保持全身肌肉用力平衡,减轻劳累。如果老年人需要使用轮椅,则应在座席区外侧留出足够的空间,便于轮椅进出,并尽可能使老年人看电视时有较好的视角。考虑到晒太阳的需要,客厅的老年人专门座椅宜靠近窗边阳光充足处布置。同时也要注意与窗户保持一定距离,使老年人在能获得较好的自然光线照射的同时,免受外墙和门窗冷辐射、缝隙风的侵扰。

4. 紧急呼叫器与电话

现代生活中的紧急呼叫器多与电话放置在同一位置,通常可以将它们放置在座席区外侧的边几上,既便于快捷求助,又便于老年人坐在沙发上使用电话,同时从其他房间过来接电话也很便捷,如图3-3-1-6所示。紧急呼叫器下面的柜子可以带抽屉,供老年人放置常用物品,例如药品、老花镜等,方便老年人侧身就能取放物品。

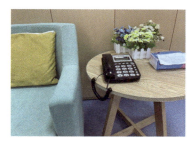
图 3-3-1-6 电话的放置

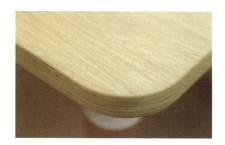
图 3-3-1-7 圆角茶几

5. 茶几

（1）茶几的类型

茶几不仅是年轻人家居中的必备家具，也是老年人家庭起居生活中的重要家具。茶几主要有圆形、方形、长方形等。茶几供人们随手放置使用物品，例如零食、茶水、电视遥控器等。茶几一定要稳固，茶几的边角以圆角为宜，如图 3-3-1-7 所示，并且边缘要略高于桌面，方便老年人放置手中物品，防止茶几上物品掉落。

（2）茶几的布置

茶几作为沙发、老年人专门座椅的配套家具，其摆放应与坐具相协调。茶几主要分为前几和边几。摆放在沙发、座椅前的茶几称为前几，放置于沙发、座椅一侧的称为边几。前几与沙发之间的距离要大于 300 毫米，保证老年人顺利就座、活动及通过，且不会造成磕碰；前几与电视柜的间距要保证轮椅单向通行，至少为 800 毫米，如图 3-3-1-8 所示。

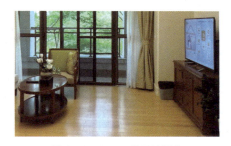
图 3-3-1-8 茶几的摆放

边几的高度宜与沙发扶手高度相近，可以使年人方便且自如地取放物品。老年人使用的茶几应略高于沙发坐面，高度通常在 500 毫米左右较为适宜，坐在沙发上的老年人无须过度俯身前倾就可取放电视遥控器等物品；过低的茶几在老年人起身取物时容易造成腰部肌肉损伤，不建议老年人采用。

6. 电视机

电视机是老年人视觉放松的主要工具，老年人可以跟家人观看电视节目来共度美好时光。电视机设置的高度宜与老年人坐姿视线高度相平或较高，防止长时间低头看电视造成老年人颈部酸痛。

最好能使老年人头靠在沙发背上观看，使眼部放松且颈部有支撑，以缓解观看电视的疲劳。

7. 电视柜

客厅的电视柜是用来摆放电视的柜子，也叫视听柜，如图 3-3-1-9 所示。客厅电视柜按照结构可分为地柜式、组合式、板架式等多种类型。应根据客厅大小，合理选择电视柜尺寸，电视柜过大会给老年人带来行走障碍，影响客厅的通畅度。以选择圆形边棱电视柜为宜，避免老年人随着年龄增长，腿脚不灵便带来的磕碰。此外，电视柜柜门拉手采用相对较大的把手，有利于提高老年人手部肌肉抓握的能力，方便老年人的起居生活。

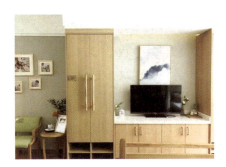
图 3-3-1-9 电视柜的放置

电视柜宜正对座席区布置，并保证良好的视距和视角。同时，还要注意电视与窗的位置关系，避免屏幕出现反射形成光斑，使老年人无法看清屏幕上的画面。考虑到老年人的听觉、视觉会逐渐衰退，电视机与座席区的距离不宜过远，一般为 2 000～3 000 毫米。

三、任务实施

本任务为客厅生活环境改造设计,具体实施流程如表 3-3-1-1 所示。

表 3-3-1-1　客厅生活环境改造设计任务实施流程

流程	任　务	示范
工作准备	1. 环境准备:现场环境宽敞明亮、地面无湿滑、无障碍物,室内温、湿度适宜。 2. 照护员准备:仪表端庄,着装整洁;了解老年人居住环境及环境改造需求。 3. 老年人准备:老年人生命体征平稳,可以配合环境改造设计;若老年人情况不允许,至少有一名家属配合改造设计。 4. 物品准备:完成本任务操作所需的物品,如软尺、卷尺、测距仪、电脑、纸、笔等。	图 3-3-1-10　场景照片 图 3-3-1-11　物品
沟通评估	1. 沟通:向老年人及(或)其家属解释任务目的、关键步骤;讲解需要和(或)配合的内容;询问老年人及(或)其家属对操作过程是否存在疑问等。 2. 评估:对老年人进行综合评估(可通过老年人和家属了解): (1) 全身情况(精神状态、饮食、二便、睡眠等) (2) 局部情况(肌力、肢体活动度等) (3) 特殊情况(老年人配合度、视力、听力、语言表达能力、环境改造需求等)	
实施过程	1. 测量老年人的身体尺寸,包括身高、臂长、肩宽、腰宽、正立举手高、坐高、正坐伸手长、正坐举手高、大腿水平长、正坐膝盖高等。 2. 针对需要用辅助器具(如手杖、助行器、轮椅)的老年人,考虑辅助器具的空间需求。 3. 根据老年人的身体及辅助器具的尺寸,设计进门区、通行区、坐席区等的空间尺寸,具体规范如下: (1) 客厅的使用面积不应小于 10 平方米。 (2) 客厅内布置家具的墙面直线长度宜大于 3 000 毫米。 (3) 客厅开间 3 300～4 500 毫米,进深通常不小于 3 600 毫米。 (4) 三座位沙发长度一般为 1 800～2 000 毫米;座深度在 500～700 毫米;高度以 400～500 毫米为宜,高于普通沙发。 (5) 茶几与沙发之间的距离大于 300 毫米;与电视柜的间距至少 800 毫米。茶几高度为 500 毫米左右。 (6) 电视机与座席区的距离一般为 2 000～3 000 毫米。 (7) 客厅照明方面,一般活动空间,0.75 米水平面,照度标准值为 150 勒克斯;书写、阅读空间,0.75 米水平面,照度标准值为 300 勒克斯。 (8) 客厅通风口面积不应小于其地板面积的 1/20。 (9) 常用电源插座高度宜为 600～800 毫米。 4. 所有数据录入电脑,方便团队之间的沟通交流;撰写设计方案。	图 3-3-1-12　测量 图 3-3-1-13　整体效果图

（续表）

流程	任务	示范
观察整理记录	1. 观察老年人使用改造后客厅的方便程度。 2. 询问老年人使用改造后客厅的感受。 3. 记录老年人使用过程中存在的待改进问题。	 图 3-3-1-14 整理记录

课后拓展

咸宁适老化改造走进千家万户　居家"小改造"承载老年人"大幸福"。[①]（情境案例详情请扫二维码）

任务：作为未来的"青春养老人"，你将如何为老年人进行个性化居家适老化改造服务，尤其是对老年人活动利用时间最长的客厅，该如何进行智慧化改造？

任务 2　卧室生活环境改造设计

任务情境

刘女士，45 岁，是某企业的高管，平时工作较忙。父母都年近七旬，居住在老家。父亲患膝关节炎多年，走路不便，室内行走需使用助行器，外出时则要使用轮椅。母亲患有慢性阻塞性肺气肿，不能剧烈活动，但日常生活不受限制。考虑到父母需要有人照顾，刘女士在自己居住的小区里为二老买了一套两居室的房子（户型图见图 3-3-1-1），打算装修好后，将父母接过来，方便尽孝。那么，这套房子卧室生活环境该如何改造设计呢？

学习目标

1. 能够对卧室的床、床头柜、衣柜、书桌、电视机进行适老化的设计。
2. 能够依据卧室设计要点及相关规范标准制订设计方案。
3. 能够用充分的爱心、耐心及专业的态度，为老年人创造安全舒适的环境。

任务书

为老年人卧室生活环境进行适老化改造设计。

[①] 葛利利. 咸宁适老化改造走进千家万户　居家"小改造"承接老年人"大幸福"[OL]. (2023-04-26)[2024-05-27]. http://news.xnnews.com.cn/xnxw/202304/t20230426_3055211.shtml.

获取资讯

1. 根据居住者的生活习惯,在卧室需要增加哪些功能?
2. 任务情境中的母亲患有慢性阻塞性肺气肿,父亲患有膝关节炎且使用助行器,卧室的设计还需要注意哪些细节?

知识链接

一、核心概念

1. 卧室的主要功能

老年人的睡眠质量一般不高,为使他们有高质量的睡眠,卧室的适老化设计尤为重要。对于老年人来说,为他们提供安全、舒适的居住环境和宽敞的活动空间是保障老年人居住权利、提高老年人生活质量的重要基础。卧室与阳台是老年人日常生活中必不可少的空间。卧室不仅是夜间睡眠场所,也是享受生活的重要空间。特别是在卧床不起的情况下,吃饭、更衣、如厕以及洗浴之类的日常生活活动基本是在卧室中完成的,为了避免老年人出现的孤独、忧郁的状态,创造舒适安心的卧室环境是重点。

2. 卧室的设计规范

依据《老年人居住建筑设计规范》(GB50340-2016),卧室规范标准如下:

(1) 双人卧室不应小于 12 平方米。
(2) 单人卧室不应小于 8 平方米。
(3) 兼起居的卧室不应小于 15 平方米。

二、基本知识

(一) 床的设计

1. 床的基本尺寸

老年人卧室中的双人床宜选择较大的尺寸,以免老年人在休息时相互影响,通常为 2 000 毫米×1 800 毫米(长×宽);单人床也应选择较宽的尺寸,以 2 000 毫米×1 200 毫米(长×宽)为宜。能自由活动的老年人适合使用的床的高度为 450~480 毫米,卧床老年人床的高度可适当提高。

2. 床的摆放位置

老年人卧室中的床有多种摆放方式,通常可以三边临空放置,床头可以靠墙或靠窗放置,如图 3-3-2-1 所示。

床三边临空放置时,老年人上下床更方便,也便于整理床铺。当老年人需要照顾时(比如进餐、翻身、擦身等),照护人员更容易操作,也便于多个照护人员协作。

床靠墙放置时,可减少一侧通道占用的空间,使卧室中部空间较为宽裕,并便于老年人在床靠墙侧放置随手可用的物品。但双人床如此摆时,会使睡在靠墙一侧的老年人上下床不便。

床靠窗放置时,白天容易接受到阳光的照射,但可能会妨碍老年人开关窗扇,下雨时雨水也会将被褥打湿。老年人对直接吹向身体的风较敏感,来自窗的缝隙风也可能使老年人受凉。

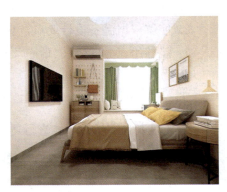

图 3-3-2-1 床的摆放

需注意床头不宜对窗布置,老年人睡眠易被干扰,如果头部对着窗户,容易被清晨的阳光照醒。床头也不宜正对卧室门,以免影响私密性。还要避免床的长边紧靠住宅外墙,围护结构的热量得失会对床附近的温度造成影响。

3. 床边空间的重要性

床边空间是指床周围的通行、操作空间。老年人根据身体状况的不同,对床边空间的要求也有所不同。

介助期老年人的床周边应留出足够的空间,供使用助行器或轮椅的老年人接近,并可方便地活动。床周边的通行宽度不宜小于 800 毫米,所以,卧室中以两张单人床分别靠墙摆放为佳,两床互不影响,留出较为宽裕的卧室中部活动空间。

介护期老年人最好使用单人床,床两侧长边留空,便于护理人员从床侧照护老年人,护理人员的操作宽度通常不小于 600 毫米。老年人下床活动时通常需要有人搀扶陪同,床一侧至少应有不小于 900 毫米的通行宽度。

此外,床边空间往往需要设置足够的台面,让老年人能在手方便够到的范围内拿取物品。

(二)床头柜的设计

床头柜对于老年人而言是必不可缺的卧室家具,既可以方便存放一些常用物品,又可以作为老年人从床上起身站立时的撑扶物。

老年人卧室床头柜的高度应比床面略高一些,便于老年人起身撑扶时施力,其高度为 600 毫米左右即可。

床头柜应具有较大的台面,以便摆放台灯、杯、药品等物品。台面边缘宜上翻,防止物品滑落。床头柜宜设置明格,供摆放需要经常拿的物品;宜设抽屉而不宜采用柜门的形式,方便开启和看清内部的物品,以免老年人翻找物品时弯腰过低,如图 3-3-2-2 所示。

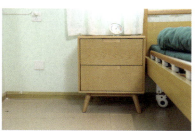
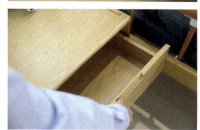

图 3-3-2-2 床头柜

(三)衣柜的设计

衣柜是卧室中的大型家具。衣柜的深度通常为 560～600 毫米,衣柜开启门的宽度为 450～500 毫米,一组双开门衣柜的长度在 900～1 000 毫米,因此卧室宜有较长的整幅墙面供靠墙摆放衣柜。

衣柜不应放在阻挡光线的位置,也不要遮一进门的视线。衣柜前方应留出开启柜门和拿取物品的操作空间,通常不小于 600 毫米。当选择移门式衣柜时,前方距离可适当缩小。

(四)书桌的设计

书桌在老年人卧室中是一件常用的家具,老年人往往会在卧室中进行读书、上网等活动。书桌通常摆放在窗户附近以得到较好的采光。书桌也可布置在床边起到床头柜的作用,作为摆放常用物品的台面,同时可供老年人起卧床时撑扶使用。

摆放书桌的注意事项有以下两点:

第一,当书桌靠近窗户摆放时,应注意避免其与开启窗扇的冲突。当窗户为外开时,老年人必须隔着书桌伸手去打开窗户,动作幅度过大,操作不便且易发生扭伤或摔倒等危险。如果窗户为内开,开启的窗扇又会挡在书桌上,影响书桌的使用或造成站起时易碰头的危险。因此,应在窗前留出足够的可使人靠近的空间,既便于开启窗扇,又不影响书桌的使用。

第二,书桌的摆放位置还应考虑与进光方向的关系,要保证老年人使用书桌时,光线既不会直射人眼,也不会形成背光,同时不会在电脑屏幕上形成眩光。

(五)电视机的设置

老年人卧室里设置电视机是很普遍的,通常的布置方法是正对床头,当卧室开间较小时,为了保证通行宽度,电视机也可为壁挂式或布置在房间的一角。如老年人需卧姿观看,则要注意调整电视机屏幕的高度和倾角。

电视机屏幕要避免正对采光口以适应老年人日间收看。乘轮椅老年人使用的电视机前要留有空间以便老年人靠近操作。

三、任务实施

本任务为卧室生活环境改造设计,具体实施流程如表3-3-2-1所示。

表3-3-2-1 卧室生活环境改造设计任务实施流程

流程	任务	示范
工作准备	1. 环境准备:现场环境宽敞明亮,地面无湿滑、无障碍物,室内温、湿度适宜。 2. 照护员准备:仪表端庄,着装整洁;了解老年人居住环境及环境改造需求。	图3-3-2-3 场景照片
	3. 老年人准备:老年人生命体征平稳,可以配合环境改造设计;若老年人情况不允许,至少有一名家属配合改造设计。 4. 物品准备:完成本任务操作所需的物品,如软尺、卷尺、测距仪、电脑、纸、笔等。	图3-3-2-4 训练物品
沟通评估	1. 沟通:向老年人及(或)其家属解释任务目的、关键步骤;讲解需要和(或)配合的内容;询问老年人及(或)其家属对操作过程是否存在疑问等。 2. 评估:对老人进行综合评估(可通过老人和家属了解) (1) 全身情况(精神状态、饮食、二便、睡眠等) (2) 局部情况(肢体活动度等) (3) 特殊情况(可能影响任务实施的因素,如老年人配合度、视力、听力、语言表达能力、环境改造需求等)	
实施过程	1. 测量老年人的身体尺寸,包括身高、臂长、肩宽、腰宽、正立举手高、坐高、正坐伸手长、正坐举手高、大腿水平长、正坐膝盖高等。	

(续表)

流程	任 务	示 范
实施过程	2. 针对需要用辅助器具(如手杖、助行器、轮椅)的老年人,考虑辅助器具的空间需求。 3. 根据老年人的身体及辅助器具的尺寸,设计卧室的空间尺寸,具体规范如下: (1) 双人卧室不应小于 12 平方米。 (2) 单人卧室不应小于 8 平方米。 (3) 床的设计:双人床的尺寸以 2 000 毫米×1 800 毫米(长×宽)为宜;单人床的尺寸以 2 000 毫米×1 200 毫米(长×宽)为宜;能自由活动的老年人适合使用的床的高度为 450～480 毫米,卧床老年人床的高度可适当提高;对于需要使用助行器或轮椅的老年人,注意床周边的通行宽度不宜小于 800 毫米。 (4) 床头柜的设计:卧室床头柜的高度为 600 毫米左右。 (5) 衣柜的设计:衣柜的深度通常为 560～600 毫米,衣柜开启门的宽度为 450～500 毫米,一组双开门衣柜的长度在 900～1 000 毫米,开启柜门和拿取物品的操作空间不小于 600 毫米。 (6) 书桌的设计:摆放在窗户附近以得到较好的采光,留出足够的可使人靠近的空间。 (7) 电视机的设置:正对床头,如老年人需卧姿观看,注意调整电视机屏幕的高度和倾角。坐轮椅老年人使用的电视机前要留有空间,以便老人靠近操作。 4. 所有数据录入电脑,方便团队之间的沟通交流;撰写设计方案。	图 3-3-2-5 床的设计 图 3-3-2-6 书桌的设计 图 3-3-2-7 电视机的设计
观察整理记录	1. 观察老年人使用改造后卧室的方便程度。 2. 询问老年人使用改造后卧室的感受。 3. 记录老年人使用过程中存在的待改进问题。	图 3-3-2-8 整理记录

课后拓展

居家适老化改造 生活里不再"磕磕碰碰"

2020 年 7 月,民政部、财政部、全国老龄办等 9 部委联合印发《关于加快实施老年人居家适老化改造工程的指导意见》。针对老人居家养老中容易遇到的摔倒、生活不便等问题,居家适老化改造应运而生,

逝年人不再"磕磕碰碰",拥有一个安全、便利的生活环境。(情境案例详情请扫二维码)

任务:作为21世纪未来的养老服务工作人员,如何对老年人的卧室居家适老化环境进行个性化改造?

任务3 厨房、餐厅生活环境改造设计

任务情境

刘女士,45岁,是某企业的高管,平时工作较忙。父母都年近七旬,居住在老家。父亲患膝关节炎多年,走路不便,室内行走需使用助行器,外出时则要使用轮椅。母亲患有慢性阻塞性肺气肿,不能剧烈活动,但日常生活不受限制。考虑到父母需要有人照顾,刘女士在自己居住的小区里为二老买了一套两居室的房子(户型图见图3-3-1-1),打算装修好后,将父母接过来,方便尽孝。那么,这套房子厨房、餐厅生活环境该如何改造设计呢?

学习目标

1. 能够对厨房和餐厅的洗涤池、操作台、吊柜及中部柜、餐台、灶具、冰箱、活动家具、垃圾桶、热水器进行适老化的设计。
2. 能依据厨房和餐厅的设计要点及相关规范标准制订设计方案。
3. 能够用充分的爱心、耐心及专业的态度为老年人创造安全舒适的环境。

任务书

为老年人厨房、餐厅生活环境进行适老化改造设计。

获取资讯

1. 根据居住者的生活习惯,厨房、餐厅需要增加哪些功能?
2. 任务情境中的母亲患有慢性阻塞性肺气肿,父亲患膝关节炎且使用助行器,厨房、餐厅的设计还需要注意哪些细节?

知识链接

一、核心概念

1. 厨房、餐厅的主要功能

周到细致的厨房与餐厅设计是保证老年人实现自主生活的基础。老年人的日常生活很大一部分是

围绕厨房与餐厅展开的,在此停留的时间也相对较长。因此,厨房与餐厅的设计要确保老年人能够安全、独立地进行操作,要做到省力、高效以支持老年人完成力所能及的家务劳动,从而获得自信和愉悦。除备餐、就餐外,老年人往往还会利用餐桌的台面进行一些家务、娱乐活动,例如择菜、打牌等。因此,厨房与餐厅成了一个与起居室同等重要的公共活动场所。

2. 厨房的设计规范

依据《老年人居住建筑设计规范》(GB50340-2016),厨房的设计规范如下:

(1) 由卧室、起居室(厅)、厨房和卫生间等组成的老年人住宅套型的厨房使用面积不应小于4.5平方米。

(2) 由兼起居的卧室、厨房和卫生间等组成的老年人住宅套型的厨房使用面积不应小于4.0平方米。

(3) 适合坐姿操作的厨房操作台面高度不宜大于0.75米,台下空间净高不宜小于0.65米,且净深度不宜小于0.30米。

(4) 配置燃气灶具时,应采用带有自动熄火保护装置的燃气灶。

(5) 厨房操作案台长度不应小于2.1米,电炊操作台长度不应小于1.2米,操作台前通行净宽不应小于0.90米。

(6) 电炊操作台应设置洗涤池、案台、排油烟机、储物柜等设施或为其预留位置。

3. 餐厅的相关规范标准

(1) 餐桌边缘至墙应保证900毫米以上活动空间。

(2) 座椅与备餐台之间应保证大于等于450毫米的通行空间。

(3) 保证1200毫米的轮椅与一人错位通过的距离。

(4) 轮椅专座附近要保证直径1500毫米的轮椅转换空间。

二、基本知识

(一) 洗涤池的设计

1. 洗涤池的尺寸

老年人使用的洗涤池最好大一些,建议长度为600~900毫米,以便将锅、盆等大件炊具放进洗涤池清洗,而不必在清洗时用手提持。由于一般座椅及轮椅的座面高度为450毫米,人腿所占的空间高度约为200毫米,因而洗涤池下部空档高度不宜小于650毫米,深度不小于350毫米。

2. 洗涤池的位置布置

洗涤池宜靠近厨房窗户设置,以获得良好的采光。当厨房窗户为内开时,须注意洗涤池水龙头的位置不要影响内开窗窗扇的开启。

3. 洗涤池的材质

洗涤池宜采用不锈钢材质,要在其下表面加贴隔热层,以避免用冷水洗涤时其外表面出现冷凝水,以及用热水时表面烫伤操作者膝盖。洗涤池上沿应与操作台台面等高,洗涤池附近地面宜设地漏。

(二) 操作台的设计

一般厨房中常见的操作台布置方式有单列式、双列式、U形、L形和岛形等。在老年人厨房中宜优先选择U形、L形布局,这两种操作台适合乘轮椅的老年人使用。

1. 操作台的高度

操作台的高度宜根据老年人的身高确定,以易于施力的原则。考虑我国老年人的身高及使用习惯,通常将操作台高度控制在800~850毫米。有条件的情况下,可采用升降式的操作台。

2. 操作台的宽度

操作台的宽度是不可忽视的问题,台面的宽没有统一的标准,这是因为每个人家里的厨房面积不同。厨房操作台宽度一般在550～700毫米,宽度在600～650毫米范围内的操作台适合老年人使用。操作台宽度过小时,不便于摆放设备和物品;宽度过大时,在老年人以坐姿操作的情况下,不易拿取靠里侧放置的物品。

3. 操作台设计应考虑坐姿操作

在中小户型住宅中,厨房的面积受到一定的制约,操作台间的距离一般不能满足轮椅的回转要求,这时可在常用的操作台下面留出一定的空间,一方面能作为轮椅回转可利用的空间,另一方面也便于乘轮椅老年人的身体接近主要的操作设备。

4. 操作台下部抬高便于轮椅接近

操作台地柜下部可抬高300毫米。一是便于轮椅脚踏板的插入,使轮椅能从正面靠近操作台;二是较低位置的地柜不便于老年人拿取物品,老年人坐在轮椅上弯腰俯身取物容易发生倾倒。

5. 操作台面宜长且连续

操作台上可摆放常用物品,应尽量设置充裕的操作台面,以减少老年人从柜中拿取物品的频率。

冰箱、洗涤池与灶具之间均应设连续的台面,便于老年人(尤其是乘轮椅老年人)在台面上移动锅、碗等炊具、餐具,防止拿重物或烫物时发生危险。

6. 常用设备两侧要留出操作台面

洗涤池两侧均应留出操作台面,靠近高物体一侧至少需留出150毫米的宽度,保证老年人进行洗涤操作时有充足的肢体活动空间。

灶具两侧也应留出操作台面,靠近高物体的一侧宽度不小于200毫米。操作台面方便摆放锅、碗、盘子等常用物品,要注意避开灶具明火。

洗涤池与冰箱之间宜设300～600毫米宽的操作台面,以方便老年人拿放物品。

灶具与洗涤池中间宜留出600～1200毫米宽的操作台面,便于放置案板和常用的餐具等,要防止两设备距离过近,水飞溅到油锅里而产生危险,也要防止过远增加老年人操作时的劳动。

(三)吊柜及中部柜的设计

1. 加设吊柜及中部柜存放常用物品

一般住宅中,吊柜台面距离地面的高度为1600毫米,吊柜深度为300～350毫米,但对老年人来说,吊柜的上部空间过高,不便于取放物品。因此设计老年人厨房时,应在吊柜下部加设中部柜,保证老年人(特别是乘轮椅老年人)在伸手可及的范围内能方便地取放常用物品。高处的吊柜可作为储藏空间的补充或由家人使用。

洗涤池前和灶具旁的中部柜架最为常用。洗涤池上方可设置沥水托架,老年人可将洗涤后的餐具顺手放在中部架上沥水;灶具两旁的中部柜用于放置调味品或常用炊具等。

2. 中部柜的安装高度与深度

中部柜高度一般在距地1200～1600毫米的范围内。柜体下皮与操作台面之间还可以留出空档摆放调料瓶、微波炉等物品。中部柜的深度在200～250毫米较为适宜,深度过大容易使人碰头,也不方便乘轮椅老年人拿取放在里侧的物品。

(四)餐台(或小餐桌)的设计

1. 布置小餐台便于就近用餐

老年人为了方便,有时会在厨房里简单就餐,特别是早餐。因此在有条件的情况下,可在厨房内布置餐台,供老年人就近用餐。

2. 餐台的适宜位置与形式

餐台的摆放位置不要影响老年人在厨房内的操作活动。餐台的尺寸不宜过大,通常设置1～2个餐位即可。厨房餐台的形式应视具体情况而定。空间宽裕时,可设固定餐台;空间局促时,可采用折叠、抽拉、翻板等灵活的形式。但应注意其构造的牢固性及安全性,确保餐台不易变形或翻倒。

(五) 灶具的设置

1. 灶具宜远离门窗及表具设备

灶具不要过于靠近厨房门和窗,以免火焰被风吹灭或行动时碰翻炊具。灶具应尽量远离冰箱、天然气表具,以免烹饪时的火星、热油等碰到设备上产生不良影响。

2. 选用更安全的灶具

由于老年人记忆力衰退,灶具最好有自动断火功能。电磁炉灶没有明火,更适于老年人使用,特别是在公寓的简易厨房中。

(六) 冰箱的设置

1. 选择合适的冰箱摆放位置

冰箱的位置应兼顾厨房和餐厅两方面的使用需求,并要便于老年人购回食品时的就近存放。冰箱旁应有接手台面,供老年人暂放物品。老年人爱囤积食物,需要冷藏的营养品、药品也较多,因此要预留较大的空间放置大容量冰箱,如双开门冰箱。

2. 冰箱旁留出供轮椅接近的空间

乘轮椅老年人使用冰箱时,往往从侧向靠近冰箱取放物品。冰箱放置在墙角或夹在墙面等高起物之间时,其近旁应留出一定的空档供轮椅接近,并保证能方便地开关冰箱门。

(七) 活动家具的设计

厨房中可适当采用活动家具,使老年人的操作更方便、省力。如轻便的餐车,平时可放置在操作台的留空部分,作为补充储藏空间,备餐时可以随时拉到需要用到的地方,方便使用。老年人厨房的吊柜也可采用下拉式,方便乘轮椅老年人取放物品。

(八) 垃圾桶的设置

厨房中应做到洁污分区,垃圾桶的位置应设在洗涤池附近。洗涤池是产生垃圾最多的地方,就近设置垃圾桶可减少污染面积。同时还要保证其位置不阻碍通行,避免老年人踢绊。可将洗涤池下方留空,或者在操作台尽端处留出空隙,用于放置垃圾桶。

(九) 热水器的设置

热水器必须接近外墙、外窗布置,达到直接对外排气的要求。热水器应尽量接近洗涤池,以方便老年人即时获取热水洗手、洗碗,避免因放掉过多的凉水而造成浪费。

三、任务实施

本任务为餐厅、厨房生活环境改造设计,具体实施流程如表3-3-3-1所示。

表3-3-3-1 餐厅、厨房生活环境改造设计任务实施流程

流程	任务	示范
工作准备	1. 环境准备:现场环境宽敞明亮,地面无湿滑、无障碍物,室内温、湿度适宜。	图3-3-3-1 场景照片
	2. 照护员准备:仪表端庄,着装整洁;了解老年人居住环境及环境改造需求。	

（续表）

流程	任 务	示范
工作准备	3. 老年人准备：老年人生命体征平稳，可以配合环境改造设计；若老年人情况不允许，至少有一名家属配合改造设计。 4. 物品准备：完成本任务操作所需的物品，如软尺、卷尺、测距仪、电脑、纸、笔等。	图 3-3-3-2 训练物品
沟通评估	1. 沟通：向老年人及（或）家属解释任务目的、关键步骤；讲解需要和（或）配合的内容；询问老年人及（或）家属对操作过程是否存在疑问等。 2. 评估：对老年人进行综合评估（可通过老年人和家属了解） （1）全身情况（精神状态、饮食、二便、睡眠等） （2）局部情况（肌力、肢体活动度等） （3）特殊情况（老年人配合度、视力、听力、语言表达能力、环境改造需求等）	
实施过程	1. 测量老年人的身体尺寸，包括身高、臂长、肩宽、腰宽、正立举手高、坐高、正坐伸手长、正坐举手高、大腿水平长、正坐膝盖高等。 2. 针对需要用辅助器具（如手杖、助行器、轮椅）的老年人，考虑辅助器具的空间需求。 3. 根据老年人的身体及辅助器具的尺寸，设计餐厅、厨房的空间尺寸，具体规范如下： （1）餐厅的设计 餐桌边缘至墙保证 900 毫米以上活动空间；座椅与备餐台之间保证大于等于 450 毫米的通行空间，并保证 1 200 毫米的轮椅与一人错位通过的距离；轮椅专座附近要保证 1 500 毫米的轮椅转换空间。 （2）厨房的设计 ① 洗涤池的设计：洗涤池长度为 600～900 毫米，洗涤池下部空档高度不小于 650 毫米，深度不小于 350 毫米；靠近厨房窗设置；采用不锈钢材质；附近地面宜设地漏等。 ② 操作台的设计：优先选择 U 形、L 形布局；高度控制在 800～850 毫米，有条件的情况下，可采用升降式的操作台；宽度为 550～700 毫米。操作台地柜下部可抬高 300 毫米，便于轮椅踏脚板的插入；洗涤池与灶具两侧均应留出操作台面，洗涤池靠近高物体一侧留出不小于 150 毫米宽度空间，灶具靠近高物体一侧留出宽度不小于 200 毫米的空间；洗涤池与冰箱之间宜设 300～600 毫米宽的操作台面；灶具与洗涤池中间宜留出 600～1 200 毫米宽的操作台面。 ③ 吊柜及中部柜的设计：吊柜台面距离地面的高度为 1 600 毫米，吊柜深度为 300～350 毫米；中部柜高度一般在距地 1 200～1 600 毫米的范围内，中部柜的深度在 200～250 毫米较为适宜。 ④ 灶具的设置：灶具应尽量远离冰箱、天然气表具，最好有自动断火功能。 ⑤ 冰箱的设置：冰箱旁应有接手台面，最好为双开门冰箱；冰箱旁留出供轮椅接近的空间。 ⑥ 垃圾桶的设置：厨房洁污分区，垃圾桶的位置应设在洗涤池附近。 ⑦ 热水器的设置：热水器必须接近外墙、外窗布置，尽量接近洗涤池。 4. 所有数据录入电脑，方便团队之间的沟通交流；撰写设计方案。	图 3-3-3-3 餐厅的设计 图 3-3-3-4 洗涤池的设计 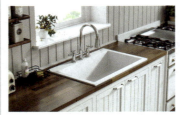 图 3-3-3-5 操作台的设计 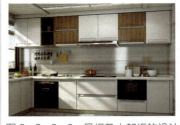 图 3-3-3-6 吊柜及中部柜的设计

（续表）

流程	任　　务	照片
实施过程		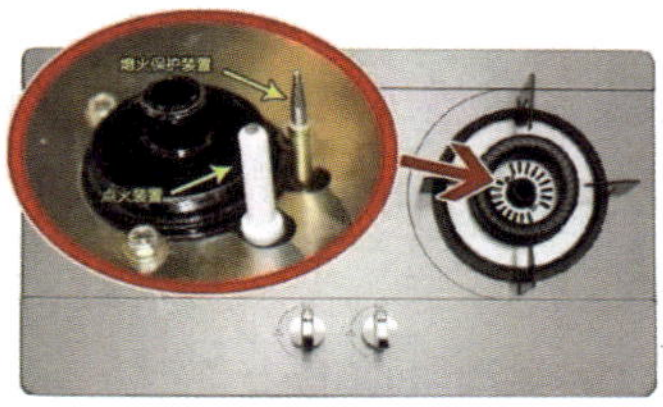 图 3-3-3-7　灶具的设置 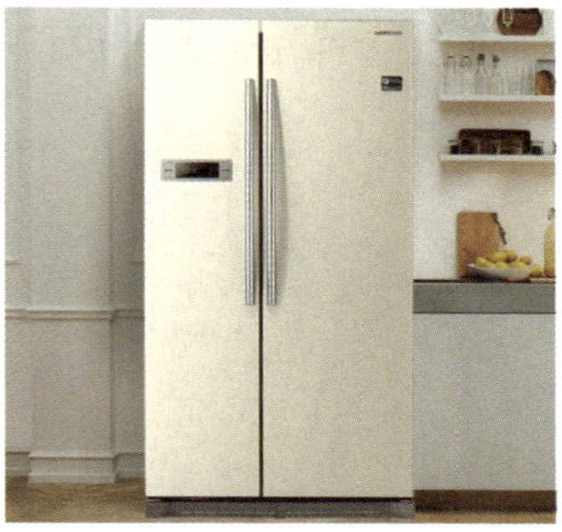 图 3-3-3-8　冰箱的设置 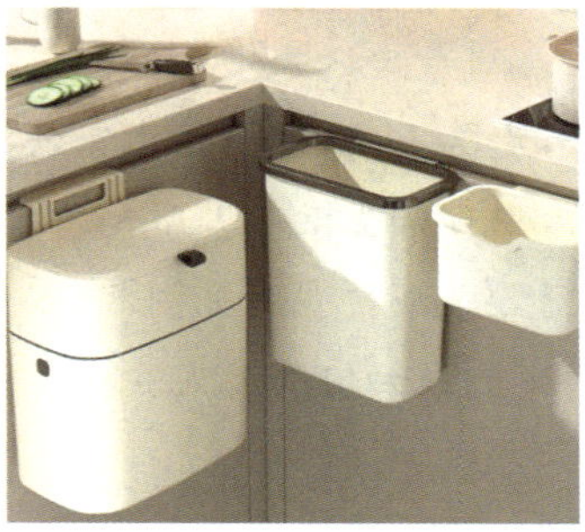 图 3-3-3-9　垃圾桶的设置 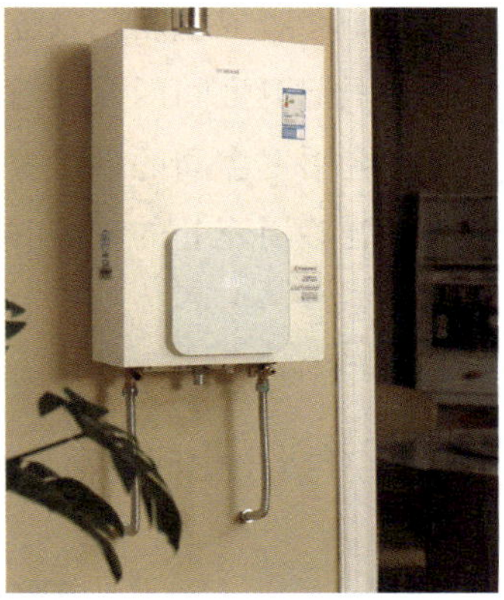 图 3-3-3-10　热水器的设置
观察整理记录	1. 观察老年人使用改造后餐厅、厨房的方便程度。 2. 询问老年人使用改造后餐厅、厨房的感受。 3. 记录老年人使用过程中存在的待改进问题。	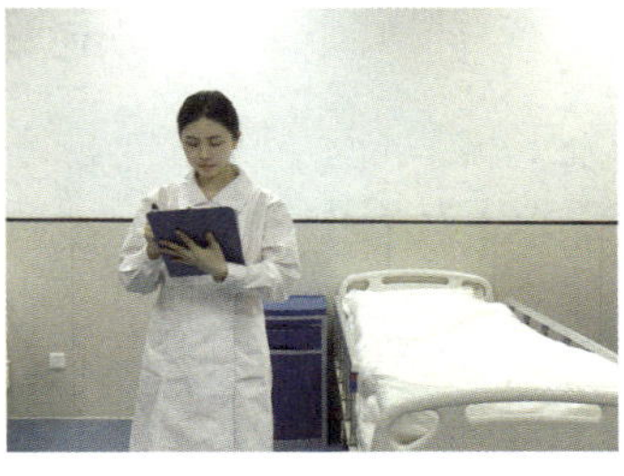 图 3-3-3-11　整理记录

课后拓展

2024年1月22日上午,国务院新闻办公室举行国务院政策例行吹风会,介绍《关于发展银发经济增进老年人福祉的意见》有关情况,并答记者问。工业和信息化部相关负责人介绍说,数字技术已经深度融入生产生活,但是老年人对数字产品和服务接受程度低,数字产品使用起来不便捷、字体小。针对这些痛点,工业和信息化部持续创新,不断完善数字化赋能手段,打破老年人的"数字鸿沟",真正让老年人有实实在在的使用数字技术的获得感、幸福感、安全感。(情境案例详情请扫二维码)

任务:在老年人生活环境改造过程中,除了一般的日常生活改造,怎么把与餐厅、厨房相关的智慧化或智能化产品融入改造设计中?

任务 4 卫生间生活环境改造设计

任务情境

刘女士,45岁,是某企业的高管,平时工作较忙。父母都年近七旬,居住在老家。父亲患膝关节炎多年,走路不便,室内行走需使用助行器,外出时则要使用轮椅。母亲患有慢性阻塞性肺气肿,不能剧烈活动,但日常生活不受限制。考虑到父母需要有人照顾,刘女士在自己居住的小区里为二老买了一套两居室的房子(户型图见图3-3-1-1),打算装修好后,将父母接过来,方便尽孝。那么,这套房子卫生间生活环境该如何改造呢?

学习目标

1. 能够对卫生间门及通行空间、如厕区、沐浴区、洗漱区进行适老化的设计。
2. 识记卫生间门及通行空间、如厕区、沐浴区、洗漱区的设计要点及相关标准。
3. 运用卫生间的设计要点及相关标准、根据老人的个人需求进行适老化改造。
4. 能够用充分的爱心、耐心及专业的态度为老年人创造安全舒适的环境。

任务书

为老年人卫生间生活环境进行适老化改造设计。

获取资讯

1. 根据居住者的生活习惯,卫生间需要增加哪些功能?
2. 任务情境中的母亲患有慢性阻塞性肺气肿,父亲患有膝关节炎且使用助行器,卫生间的设计还需要注意哪些细节?

知识链接

一、核心概念

1. 卫生间的主要功能

如厕、沐浴、洗漱是卫生间的三大主要功能。对于老年人卫生间设计来说,还要考虑到一些特殊情况,比如老年人可能需要用到轮椅、电动坐便升降器、洗浴椅等辅助器具,那么就需要有可供这些设备使用的空间;老年人在卫生间中容易发生各种意外,包括匆忙行动和平衡能力下降引起的跌倒、洗澡时间过长或洗澡水温度过高造成的虚脱休克、排便用力不当带来的脑出血等,因此,老年人居室的卫生间应该具备紧急呼救、及时救助等功能。另外,老年人由于自身调节能力下降,在洗澡前后最好在卫生间适应一会儿,因此,卫生间还需要有休息和更衣的功能。

2. 卫生间的设计规范

根据《老年人居住建筑设计规范》(GB50340-2016),卫生间的设计规范如下:

(1) 供老年人使用的卫生间与老年人卧室邻近布置。

(2) 供老年人使用的卫生间应至少配置坐便器、洗浴器、洗面器三件卫生洁具。三件卫生洁具集中配置的卫生间使用面积不应小于 3.00 平方米,并应满足轮椅使用。

(3) 坐便器高度不应低于 0.40 米。浴盆外缘高度不宜高于 0.45 米,其一端宜设可坐平台。

(4) 浴盆和坐便器旁应安装扶手,淋浴位置应至少在一侧墙面安装扶手,并设置坐姿淋浴的装置。

(5) 宜设置适合坐姿使用的洗面台,台下空间净高不宜小于 0.65 米,且净深不宜小于 0.30 米。

二、基本知识

(一)卫生间的整体设计要点

(1) 靠近卧室。为方便老年人夜间如厕,卫生间应设在靠近卧室的位置,如卧室内有独立卫生间更好。

(2) 干湿分区。卫生间内的淋浴、盆浴区为湿区,地面容易沾水;卫生间内的坐便器、洗手盆为干区,地面不容易沾水,需要保持干燥。为降低老年人跌倒风险,应注意干湿区分离。

(3) 空间充足。老年人随着身体功能的退化,可能会用到相应辅助器具,如轮椅、助行架,或者需要照护人员协助,因此需要充足的空间。

(4) 安全保障。配备防滑措施,如防滑地板、防滑地垫、恰当的扶手。光线要充足,避免老年人因看不清而摔倒。为确保老年人洗浴时的舒适,应有通风换气和取暖设备。还须配备紧急呼救设备,当老年人发生危险时能及时得到救助。门的设置也应利于发现危险并便于提供紧急救助。

(二)门及通行空间的设计

(1) 卫生间的门优先选择推拉门或折叠门,如果为平开门则应向外开,防止老年人不慎跌倒时,身体可能挡住向内开启的门扇,使救助者难以进入而延误施救时间。

(2) 为使轮椅顺利通过,门的有效通行净宽度应不小于 800 毫米。另外,门上最好设观察窗口,便于在必要时及时掌握老年人在卫生间内的情况。为了保护隐私,观察窗口可采用毛玻璃的形式。

(3) 门锁应选择内外均可开启的样式,便于在紧急情况下进入救助,门把手选择易于开启的形式,安装在距地 900~1000 毫米的地方。

(三)如厕区的设计

(1) 老年人宜使用坐便器而不应选蹲便器,坐便器的高度要使老年人方便坐下,并且坐下后双脚能够完全着地，一般以450毫米为宜。也可采用带有电动升降装置的坐便器辅助老年人起坐。

（2）应根据条件在坐便器的两侧或前方安装便于老年人支撑和抓握的扶手。坐便器两侧扶手的安装位置与坐便器中心线的距离应为400～450毫米。

（3）坐便器的冲水装置的形式和位置应便于操作，例如，操作按钮在水箱上方的则不太恰当。可采用遥控式或感应式冲洗装置，也可选择智能冲洗设备，便于老年人如厕后的清洁。

（4）要就近设置手纸盒和紧急呼叫器。通常设在距坐便器前沿100～200毫米、高度距地400～1000毫米的范围内。但是要注意将呼叫器与手纸盒、扶手的位置错开，避免在使用扶手或拿取手纸时误碰。

（四）沐浴区的设计

沐浴有淋浴、盆浴两种方式，要根据使用者的喜好、身体状况及空间大小等进行选择。淋浴占地面积小，洗浴时水体清洁，以坐姿进行，对于老年人来说比较安全。另外，水流冲在身上也能起到按摩的作用，能促进身体健康。盆浴能够使全身浸泡在水中，促进血液循环和肌肉放松，使人感到身心舒适，但是对于老年人来说，进出浴缸会有摔倒的风险，水太深时可能会造成心脏的不适，若泡澡过程中睡着或由于缺血等原因休克则有溺水的风险，因此，老年人应慎重选择盆浴。

1. 淋浴区的设计

淋浴喷头的高度应该可以让老年人根据姿势、身高或清洗部位的不同进行灵活调节，可以采用竖向滑竿式支架，使花洒的高度可调节（或在高低两处分别设置喷头支架。近年，市面上还出现了一种坐式淋浴器，具有可折叠的座椅和随意调节高度与方向的双侧可雾化喷淋臂，能够满足坐姿和站姿洗浴的双重需求，而且更加舒适安全，条件允许时可以选择。

喷淋设备的开关宜设在距地面1000毫米左右的高度，并且有明显的冷热水标识，方便老年人使用。

在淋浴位置附近要安装便于坐姿和站姿抓握的扶手，根据具体情况可选择L形或T形扶手，或根据老年人的具体情况进行定制。扶手底端距离地面的高度约为700毫米，顶端的高度不应低于1400毫米。

为了便于老年人坐姿淋浴，可为其选择一款合适的洗浴椅。

淋浴区不宜过于封闭，否则在洗浴过程中容易造成缺氧。老年人使用的淋浴区的隔断，可采用顶部留空的玻璃隔断或浴帘的形式。浴帘一类的软质隔断不会妨碍轮椅的回转，因此更为方便。另外，为了便于老年人遇到危险时能及时呼救，淋浴区还应安装呼叫设施。

2. 盆浴区的设计

盆浴区的主要设施就是浴缸，老年人使用的浴缸不宜过大，防止老年人下滑溺水，应选择能使老年人稳定地保持坐姿的浴缸。浴缸内径的长度宜控制在1100～1200毫米。最好在浴缸内放置专门的浴缸凳，防止下滑。

为便于坐轮椅的老年人进行转移，浴缸的边沿应与轮椅的座面高度相适应，约为450毫米。需要注意的是，浴缸的边沿并非越低越好，当低于350毫米时，反而可能因为浴缸内外高差太大，造成老年人重心不稳而摔倒，因此，浴缸边沿的高度最好在350～450毫米。同时，要设置恰当的扶手，便于老年人借力出入浴缸。根据情况可选择135度扶手、L形扶手、可拆卸的浴缸用扶手等。扶手的横向部分应高出浴缸150～200毫米。

条件允许的话，也可选择专门为老年人设计的浴缸。

3. 更衣区的设计

为了便于老年人就近完成擦脚、更衣、换鞋等动作，应邻近淋浴区和盆浴区设置更衣区，更衣区应放置坐凳、防滑垫等，并有存放衣物、毛巾等的空间。当因空间局促无法安排更衣坐凳时，可将洗浴区和坐便器相邻布置，坐便器兼作更衣的座位。

（五）洗漱区的设计

洗漱区是洗脸、刷牙、梳妆的区域，一般包括洗漱台、镜子、储物柜等设施。

为老年人进行洗漱区设计时要充分考虑老年人的现实需求,比如坐不坐轮椅、需不需要坐姿操作、需不需要化妆镜、需不需要较大的储物空间等。

洗漱区宜设置适合坐姿使用的洗面台,台下空间净高不宜小于650厘米且净深不宜小于300厘米。可以在洗漱台旁放置带轮的坐凳,方便老年人有需要时使用。另外,还可根据使用者身体情况,在洗漱台周围设置便于抓握和支撑身体的扶手。有多种形状可选。镜子的设置也要考虑到便于坐姿时使用,可以做成倾斜式的。可以充分利用镜子两侧或洗漱台两侧的空间设置储物柜,便于老年人取放常用物品。不要在洗漱台下方设置储物柜,以免影响坐姿操作。

三、任务实施

本任务为卫生间生活环境改造设计,具体实施流程如表3-3-4-1所示。

表3-3-4-1 卫生间生活环境改造设计任务实施流程

流程	任务	示范
工作准备	1. 环境准备:现场环境宽敞明亮,地面无湿滑、无障碍物,室内温、湿度适宜。 2. 照护员准备:仪表端庄,着装整洁;了解老年人居住环境及环境改造需求。 3. 老年人准备:老年人生命体征平稳,可以配合环境改造设计;若老年人情况不允许,至少有一名家属配合改造设计。 4. 物品准备:完成本任务操作所需的物品,如软尺、卷尺、测距仪、电脑、纸、笔等。	图3-3-4-1 环境 图3-3-4-2 训练物品
沟通评估	1. 沟通:向老年人及(或)家属解释任务目的、关键步骤;讲解需要和(或)配合的内容;询问老年人及(或)家属对操作过程是否存在疑问等。 2. 评估:对老年人进行综合评估(可通过老年人和家属了解) (1) 全身情况(精神状态、饮食、二便、睡眠等) (2) 局部情况评估(肌力、肢体活动度等) (3) 特殊情况(老年人配合度、视力、听力、语言表达能力、环境改造需求等)	
实施过程	1. 测量老年人的身体尺寸,包括身高、臂长、肩宽、腰宽、正立举手高、坐高、正坐伸手长、正坐举手高、大腿水平长、正坐膝盖高等。 2. 针对需要用辅助器具(如手杖、助行器、轮椅)的老年人,考虑辅助器具的空间需求。 3. 根据老年人的身体及辅助器具的尺寸,设计卫生间的空间尺寸,具体规范如下:	

流程	任务	照片
实施过程	（1）门及通行空间的设计 ① 优先选择推拉门或折叠门，平开门则应向外开。 ② 门的有效通行净宽度应不小于800毫米。 ③ 门上设观察窗口。 ④ 门锁应选择内外均可开启，安装在距地900～1000毫米的地方。 （2）如厕区的设计 ① 优先选择坐便器。 ② 坐便器高度一般为450毫米，老年人坐下后双脚能够完全着地。 ③ 坐便器的两侧或前方安装便于老年人支撑和抓握的扶手，坐便器两侧扶手的安装位置与坐便器中心线的距离应为400～450毫米。 ④ 坐便器的冲水装置的形式和位置应便于操作。 ⑤ 就近设置手纸盒和紧急呼叫器。 （3）沐浴区的设计 ① 淋浴区的设计：淋浴区不宜过于封闭，注意通风；可采用顶部留空的玻璃隔断或浴帘的形式；喷淋设备的开关距地面1000毫米左右，有明显的冷热水标识；淋浴喷头高度可调节；淋浴位置附近要安装扶手、呼叫设施。 ② 盆浴区的设计：选择能使老年人稳定保持坐姿的浴缸；浴缸边缘高度应方便轮椅转移；设置恰当的扶手；浴缸内放置专门的浴缸凳。 ③ 更衣区的设计：邻近淋浴区和盆浴区；有存放衣物、毛巾等的空间；放置坐凳、防滑垫。 （4）洗漱区的设计 ① 配置包括洗漱台、镜子、储物柜等设施。 ② 设置适合坐姿使用的洗漱台，镜子的设置要考虑便于坐姿时使用，充分利用空间设置储物柜。 ③ 洗漱台周围设置扶手。 4. 所有数据录入电脑，方便团队之间的沟通交流；撰写设计方案。	图3-3-4-3 如厕区的设计（1） 图3-3-4-3 如厕区的设计（2） 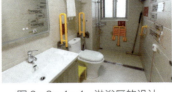图3-3-4-4 淋浴区的设计 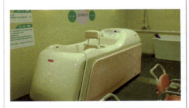图3-3-4-5 盆浴区的设计 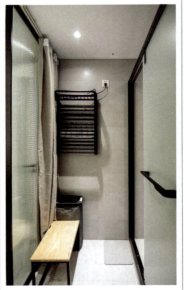图3-3-4-6 更衣区的设计

(续表)

流程	任 务	照片
		图 3-3-4-7 洗漱区的设计
观察整理记录	1. 观察老年人使用改造后卫生间的方便程度。 2. 询问老年人使用改造后卫生间的感受。 3. 记录老年人使用过程中存在的待改进问题。	图 3-3-4-8 整理记录

课后拓展

杨大爷,72岁,虽然看上去精气神不错,但是还是因为手脚关节的老化,难以避免地出现行动不便的情况。虽然平时的家务都由孝顺的子女承担了,但是对于沐浴、如厕等比较隐私的活动,杨大爷还是偏向于自己解决,可对于行动迟缓的他来说过于吃力。一次如厕后杨大爷甚至难以站起,让他意识到卫生间可能需要进行适老化改造了。(情境案例详情请扫二维码)

任务:如果你是居家适老化设计人员,你将为杨大爷设计一个怎样的卫浴空间呢?如何融入智能化或智慧化元素?

主要参考文献

References

图书

［1］［德］弗朗西丝·利斯纳.盆底功能12周康复方案［M］.戴从言,译.北京:北京科学技术出版社,2020.

［2］［德］尤利亚娜·阿夫拉姆.产后身体修复计划［M］.庄仲华,译.北京:北京科学技术出版社,2020.

［3］［法］布朗蒂娜·卡莱-热尔曼.盆底运动解剖书［M］.刘菁,译.北京:北京科学技术出版社,2020.

［4］何成奇.作业治疗技能操作手册［M］.北京:人民卫生出版社,2017.

［5］李高峰,朱图陵.老年人康复辅助器具应用(第二版)［M］.北京:北京大学出版社,2022.

［6］李建华,王于领.盆底功能障碍性疾病诊治与康复:康复分册［M］.杭州:浙江大学出版社,2019.

［7］宋岳涛.老年综合评估［M］.北京:中国协和医科大学出版社,2012.

［8］王文焕.老年人辅助器具应用［M］.北京:中国人民大学出版社,2016.

［9］吴淑娥.作业治疗技术(第3版)［M］.北京:人民卫生出版社,2019.

［10］闫彦宁,侯红.老年作业治疗［M］.南京:江苏凤凰科学技术出版社,2023.

［11］喻洪流.康复器械临床应用指南［M］.北京:人民卫生出版社,2020.

［12］张振香,等.失能老人生活重建康复护理指导［M］.郑州:河南科学技术出版社,2022.

［13］周燕珉,等.老年住宅(第三版)［M］.北京:中国建筑工业出版社,2023.

［14］周燕珉,等.养老设施建筑设计详解［M］.北京:中国建筑工业出版社,2018.

［15］周燕珉,李广龙.适老家装图集:从9个原则到60条要点［M］.北京:中国建筑工业出版社,2019.

［16］朱兰,郎景和.女性盆底学(第3版)［M］.北京:人民卫生出版社,2021.

期刊

［1］常青青,陈坚,蒋正忠.多方位助力式老年人如厕辅助装置设计与测试［J］.机械设计与研究,2023,39(05):228-232.

［2］杜耀婷,管细红,何青松,等.脑卒中偏瘫患者独立轮椅转移技术训练［J］.护理学杂志,2021,36(23):82-84+101.

［3］冯云,黄倩玲.生活辅助器具改善脑卒中患者日常生活活动能力的效果［J］.微量元素与健康研究,2020,37(01):68-70.

［4］顾永梅,顾和燕,张建萍,等.基于不同理念的系统康复训练方案对脑卒中肢体功能障碍患者功能恢复的影响［J］.中华保健医学杂志,2023,25(01):35-38.

［5］李水琴,廖志平,吴方超,等.桥式运动训练对脑卒中偏瘫病人下肢步行功能的影响［J］.中西医结

合心脑血管病杂志,2016,14(12):1412-1414.

[6] 罗坚,肖淑宁,朱和坤,等.Bobath握手和双桥运动翻身法对偏瘫患者康复的疗效观察[J].中国康复,2015,30(04):284-285.

[7] 邱裕,罗淑洁.基于安全性的适老化住宅卫生间设计改造研究[J].设计,2021,34(10):110-113.

[8] 饶千宜,王俊,白定群,等.医养结合机构老年人辅助器具使用现状及影响因素分析[J].中国康复医学杂志,2024,39(02):232-237.

[9] 任婷,李宏玉,朱路文,等.脑卒中偏瘫患者平衡功能障碍康复治疗进展[J].辽宁中医药大学学报,2017,19(09):208-211.

[10] 万文洁,瞿强,徐燕.老年人平衡功能训练方法的研究进展[J].护理研究(上旬版),2016,30(8):2689-2691.

[11] 王希悦,谢家兴,张红云,等.康复护理标识的制作及在偏瘫患者良肢位摆放中的应用[J].中华护理杂志,2017,52(04):493-496.

[12] 吴千豪,侯榕洁,傅丽媛.近10年国内外盆底康复的可视化分析[J].中国康复理论与实践,2023,29(06):673-685.

[13] 肖倩,温绣蔺,胡晓红,等.脑卒中偏瘫患者良肢位摆放的最佳证据总结[J].实用心脑肺血管病杂志,2023,31(10):85-90.

[14] 许文静,吴豪,郭迪,等.关于脑卒中后偏瘫患者呼吸肌训练与平衡功能关系的研究进展[J].中国疗养医学,2021,30(11):1157-1160.

[15] 张璐,王啸鹤,陈金漫.偏瘫患者如何正确选择及使用轮椅[J].保健医苑,2022,(09):22-24.

[16] 张晓强.脑梗死后患者不同康复训练方案优选及疗效[J].中国老年学杂志,2017,37(06):1386-1387.

[17] 张璇,秦少福,李志峰.改良站立位重心转移训练结合针刺对偏瘫患者下肢运动功能的疗效观察[J].广州中医药大学学报,2020,37(02):289-292.

标准或文件

[1] 中华人民共和国国家质量监督检验检疫总局、中国国家标准化管理委员会.康复辅助器具 分类和术语:GB/T 16432-2016[S/OL].[2016-04-25]. https://openstd.samr.gov.cn/bzgk/gb/newGbInfo?hcno=17F06232216BE5DB5A52FEE67E141F4F.

[2] 中华人民共和国住房和城乡建设部.老年人照料设施建筑设计标准:JGJ450-2018[S/OL].[2018-07-02]. https://www.mohurd.gov.cn/gongkai/zhengce/zhengcefilelib/201807/20180702_236618.html.

[3] 中华人民共和国人力资源和社会保障部、中华人民共和国民政部.养老护理员国家职业技能标准(2019版)[S/OL].[2019-10-21]. https://www.gov.cn/xinwen/2019-10/21/content_5442716.htm

图书在版编目(CIP)数据

老年人生活能力康复训练/罗清平,田莉,冎安林主编.—上海:复旦大学出版社,2024.6
(2025.7重印)
ISBN 978-7-309-17240-9

Ⅰ.①老…　Ⅱ.①罗…②田…③冎…　Ⅲ.①老年病-康复训练-职业教育-教材　Ⅳ.①R49

中国国家版本馆 CIP 数据核字(2024)第 028774 号

老年人生活能力康复训练
罗清平　田　莉　冎安林　主编
责任编辑/张彦珺

复旦大学出版社有限公司出版发行
上海市国权路 579 号　邮编:200433
网址:fupnet@fudanpress.com　http://www.fudanpress.com
门市零售:86-21-65102580　　团体订购:86-21-65104505
出版部电话:86-21-65642845
上海丽佳制版印刷有限公司

开本 890 毫米×1240 毫米　1/16　印张 10.5　字数 296 千字
2025 年 7 月第 1 版第 3 次印刷

ISBN 978-7-309-17240-9/R·2082
定价:59.80 元

如有印装质量问题,请向复旦大学出版社有限公司出版部调换。
版权所有　侵权必究